精神症状の把握と理解

精神医学の知と技
Knowledge and Arts of Psychiatry

原田憲一
◉*Kenichi Harada*

中山書店

精神症状の把握と理解

本書を妻、孝子に捧げる。

自序

本書のタイトルを最初『私の精神医学補講』にしようと思っていた。教科書的な記述でなく、大事だと思うことを私流に自由に書いたからである。

精神医学の系統講義を一通り受けた若い精神保健分野の方々に、さらに深く考える刺激になればと願っての追加講義、すなわち補講である。

しかし、結局、『私の精神医学補講』といういささかナルチスティックなフレーズは、このまえがきのなかにだけ留めることにした。

本書の第一部は、青木正院長（東京中野、あおきクリニック）の求めに応じて、二〇〇二年から〇四年初めにわたって、主として若い臨床心理士のためにおこなった精神症状学の連続講義を元にしている。また、第二部は清瀬の東京病院附属リハビリテーション学院（わが国初のリハビリ専門学校であったが、今年三月に、約半世紀におよぶその先駆的役割を終え、閉校となった）で、作業療法学科の学生に行った年五回の精神医学特論の講義録に拠っている。

第一部は精神症状に限られた範囲の記述であり、第二部は私が重要だと思った課題から五テーマを自由に選んだ。したがって、精神医学全体からみれば極めて限られた小さな部分を照射したにすぎない。このように本書が取扱った領域は限られているが、そのなかで私は、第一部、第二部を通じて、臨床症状とその理解を中心に据えて論じた。

本書を、精神医学、臨床心理学、精神看護学、リハビリテーション医学、精神科社会福祉学の実践を歩みはじめた方々に読んでいただきたいという思いが強い。症状の把握とその理解は、これらの分野で専門家として心を病む人に接していく上で、まず第一に大事なことと信じている。いうまでもなく、症状を把握するのが目的ではない。目的は心を病む人への治療、看護、援助である。その真の目的を適切に果たすために、症状を知ることが不可欠なのである。症状を知るとは、心を病む人を知ることである。

初心者の方々にとって、本書が少しでもさらなる研鑽の役に立つなら、望外の喜びである。

同時に、中堅の専門家の方々をも念頭において、私の経験や私の考えたことなど、今日の精神医学にとっても議論となる最先端の問題を遠慮なく書き込んだ。ご批判をいただければ幸いである。

なお、本書をまとめるきっかけは、松下正明東京大学名誉教授が与えてくださった。心から御礼申し上げる。そうでなければ、怠惰な私は篋底にあった講義記録類をあらためて書き起こすことをしなかっただろう。また、あおきクリニックでの私の精神症状学講義のことを伝え聞かれた神田橋條治先生が、九州から何度も私にそれを本にするよう慫慂された。大変ありがたく、嬉しかった。
最後になったが、中山書店編集部の皆さんには、本を作る上で大変お力をいただいた。ここに感謝の意を表する。

二〇〇八年十一月十四日七九歳の誕生日に　原田憲一

精神症状の把握と理解　目次

第一部

精神症状の診断

序章　精神症状学緒論

第一節　「精神症状」とは何か

一　症状および精神症状

㈠　症状 symptom と徴候 sign

医学で症状という用語は広く使われる。

シンプトーム symptom は、syn：ともに、piptein：現れる（fall）、生じる（happen）という
ギリシア語に由来するとされる。ラテン語は symthoma である。

症状というのは医学では「変化した機能が表す現象」のことである。もう少し細かくいうと、変化した機能が表す現象のうち、本人が自覚する健康上の異常現象を症状と呼び、医師が外から観察して見出す現象を徴候という。症状は患者本人に知覚される現象であり、徴候は疾患や病態を医学的に直接指し示す現象とされる。腹痛や頭痛は症状であり、回盲部圧痛（虫垂炎の時）、頸部硬直（髄膜炎の時）は徴候である。

そもそも症状と徴候は近代臨床医学の勃興期、一九世紀のはじめ、フランスで厳しく論議されたが（大橋博司）、臨床医学の進展のなかでその論議はあまりされなくなった。歴史的に有名な徴候名が医学辞書には多数列挙されていて、疾患や病態の客観的あるいは特異的な現象として、その重みは臨床医学のなかでなお失われていないけれども、症状、徴候の使い分けは今日あまり厳密にされていない。たとえば、立位で閉眼すると姿勢が動揺する現象はローンベルグ症状ともローンベルグ徴候とも呼ばれる。今日では、症状を主観症状あるいは自覚症状と呼び、徴候を客観症状または他覚症状というほうが一般的といえるだろう。

㈡　精神症状の場合

精神症状とは「変化した精神機能が表す現象」のことである。その限りでは医学一般の症状概念と同等である。

しかし、精神の場合、身体医学の場合より症状と徴候の区別ははるかにつきにくい。自覚症状と他覚症状という分け方すらすっきりといかない場合が多い。もっとも、障害された精神機能が示す現象が行動（表情、姿勢、運動など）の上にはっきり異常として現れている場合や、器質性脳障害の時の精神現象（意識障害や認知障害〈痴呆〉など）のように客観的（他覚的）症状というにふさわしいものもある。しかし精神症状の主要部分、すなわち最も精神症状らしい精神症状においては、自覚症状、他覚症状という区分けは、医学一般のようには成立しない。

それは心的体験の内容に異常がもっぱら現れている場合である。すなわち変化した精神機能が表す現象の多くは、その当人の心的体験のなかに現れる。それを私たちが知るには、その人が語ってくれる心理内容を私たちが聴いて、それをなぞることによって「そうなのか」と受けとめる（わかる）のである。それは単に自覚症状ともいえないし、他覚症状ともいえない。その人の主観を、私たちが間接的に認識するしかない。

精神医学ではしたがって、症状という用語を厳密に定義せず、個々の変化した心理現象を広くただ症状と呼び慣わしているといってよい。言い換えれば、そこにある精神現象が精神機能の変化によって生じたものであろうと推定される時、その現象を精神症状と大雑把に呼ぶのである。

二　精神症状をつくるもの

精神症状とは「変化した精神機能が表す現象」と前述したが、ではその精神機能の変化とは何かを考えてみたい。すなわち精神症状をつくるものは何か、である。ここでは生物学的、心理的、社会的の三水準について述べる。

(1)　生物学的レベル：すなわち脳科学のレベルである。脳の機能の変化であり、その結果として現れる精神症状である。意識障害や認知障害（痴呆）などがその代表である。

(2)　心理的レベル：その個人の心的世界、すなわち個人的な生活史や記憶や性格、人間関係などと結びついて精神の機能状態に変化が生じ、その結果として現れる現象である。神経症性障害や精神病性症状の多くがこれに属する。もちろんその基盤に何らかの脳の生物学的変化があることは今日誰も疑わないが、現れる現象の形を決定する因子は前述の個人的心的条件のほうである。

(3) 社会的レベル：社会、文化、人間的環境からの影響で精神機能に変化がおこり、その結果として精神症状が現れる。社会、文化的レベルの問題が原因といっても、結局はその人の心に影響を及ぼして精神機能に異常が生じ症状が現れるわけであるが、害をなしたそもそもの初めの主要原因が社会的、文化的レベルにある。現代の子どもや思春期にみられる精神症状の多くは、このレベルで問題を明らかにしないと解決できないであろう。

精神症状をつくるものとは、すなわち精神医学における成因論である。上記の三つのレベルの成因論に相当する精神医学のジャンルが、生物学的精神医学であり、心理学的精神医学であり、社会精神医学である。成因論には本書では立ち入らない。

精神症状をつくるものとして先に挙げた生物学的、心理的、社会的という三レベルは、言ってみれば横断的、現時点的（せいぜい個人史的な時間スパン）であるが、もう一つ精神症状をつくるものとして、縦断的、歴史的観点が忘れられてはならない。とくに身体症状に比べて精神症状ではこの観点が大事である。すなわち、精神症状は時代によって異なるのである。その意味には二種類ある。一つは、時代によって精神症状が変貌するということ。これまでなかった症状が新たに出現し、あるいは症状がその姿を変えてしまう。たとえば統合失調症（精神分裂病）の緊張型が減少し、解離性障害（ヒステリー）の病型が変化した。他の一つは、時代が進むにしたがって私たちの精神症状認知が進展したことによる、精神症状の歴史的変化である。たとえば妄想という症状は、一九世紀エスキロール Esquirol JED の業績以後「存在」するようになった。それ以前はただ「狂っている」とか、「夢をみているようだ」としか把握されず、一つの精神症状としては捉えられていなかったのである。

先に述べたことをわきまえていえば、本書でとりあげる「精神症状」は、一九世紀フランスで始まり一九世紀後半から二〇世紀前半とくにドイツ精神医学で議論、整理され、ICD-10（国際疾病分類第一〇版）やアメリカ精神医学会のDSM-Ⅳ（精神疾患の診断・統計マニュアル第四版）の現在に至るまで、私たちに一応受入れられているものを取扱っている、ということになる。今日も絶えず、そして将来においてさらに、精神症状は変貌、変化していくことを承知しておかなくてはいけない。

三　症状把握の重要性と限定性

㈠　重要性について

症状を的確に把握することは、医学として診断と治療を考える上で不可欠のことである。症状把握は診断、治療の基礎であり、出発点である。診断は症状および症状群を基にして検査結果や経過を合わせて考えてなされる。診断に至らなくても、治療を考える上で症状がはっきりわかっていなくてはならない。対症療法は、症状軽減をさしあたりの目標にしておこなわれる治療である。いずれにしても症状が正しく把握されていなければ、治療してもその効果の判定ができないことになる。このように症状の把握は有効な治療を選び、進めていく上で欠かせない。

精神症状を正しく把握することは、その人の苦悩、心理的困難を正確に詳しく知ることに通じる。「不安でたまらない」と訴える人のその「不安」が、正しく不安であるかどうか、どんな種類の不安か、何に関する不安か、どんな時に強くなる不安か、などを知ることが、すなわち症状を正確に把握するということである。症状を把握できてはじめて、その人にどう共感し、対応し、援助したらよいかがわかる。

(二) 限定性について

症状を的確に把握することが重要であると言ったが、その把握に際して、とくに精神症状では忘れてはならないいくつかの留意事項がある（身体医学でも基本的には同じことであるが、精神医学では殊更にその限定性が強い）。

(1) 症状をとる場は人間と人間の関係の場であるということ：症状をもっている人は一人の人間であり、単に対象化して観察すれば症状がとれるというものでは決してない。良い人間関係（信頼関係）を築くなかで症状について良い情報が得られる。しかし良い情報をもっていないと良い人間関係はつくれない。サリヴァン Sullivan HS のいう「関与しながらの観察 participant observation」がこの関係の事情をよく教えてくれる。良い関与をしながら観察をすること（原田憲一）。一方的に相手の心のなかに、症状をとらえようと無遠慮に立ち入っても、良い症状は得られない。

(2)　症状を知るための質問がもつ侵襲性のこと：症状を把握しようとして相手にいろいろ質問することは避けるわけにはいかないけれども、しばしばその質問が相手を傷つけ、あるいは不安を高めることがある。症状を詳しく知ろうとすると、どうしてもその人の傷に触れることになる。一般に症状を知ろうとする質問がその人の不安を強めるのは反治療的である。相手が今は話したくないことをこちらが問うのはよくない。相手が不機嫌になり不安を募らせる様子がみえたら、話題を転じなくてはいけない。患者が厭がらずに話してくれる時、あるいは患者のほうから症状をめぐって話しかけてくるような時に、詳しく症状を知るのがよい。たとえば現在妄想から離脱している患者に、かつての妄想について質問を繰返していると、妄想が賦活され、激しい妄想状態が再燃することがある。

(三)　症状把握をめぐっての非難

症状を把握すること、異常現象をとり出そうとすることに対して、いつも批判、非難がある。それは、「異常ばかりをとりあげ、区別し、診断する」ことは「差別の端緒であり、相手を貶めることだ」という非難である。「ネガティブな面ばかりみて、ポジティブな面をみようとしない」「症状や診断より治療が大切だ」という批判である。二〇世紀後半になって、現代医学全体への異議申し立てとしてこのような主張がなされ、とくに精神医学において激しかった。たしかにこのような傾向に流れかねない現代医学、いや現代科学そのものの本質について、科学者として私たちは謙虚に自省的でなければならない。しかし同時に、「症状をしっかりとることは治療のために不可欠である」という考え自体を取り下げるべきではない。
たしかに症状をみることばかりに努めていると、健康部分に目が行き届かないという傾向を生みやすいのは否定できないように思う。しかし必要なのはそういう傾向に陥らないようにすることであって、つまり健康部分をみる力を強くするとともに、症状をみる目も鋭くすることである。むずかしくてもそれを心がけるのが専門家である。

さらにいえば、症状の把握は同時に健康部分の把握をも正しくさせる。不健康部分を正しくつかめないなら、健康部分も正しくつかめないだろう。健康部分を鼓舞、成長させて不健康部分のマイナスを減らしていくという考え方が近年教育心理学領域で注目されているが（熊谷恵子）、そのためにも健康、不健康両面の的確な把握が必須である。自分の援助、治療が相手にどんな影響を与えているか判定するのは援助者、治療者の責務であり、それは結局、症状を把握する力によって正しくなされる以外に道はない。自分の援助の副作用（症状の悪化や新しい症状の発現）を知る上でもそうである。極端な例を挙げよう。自分が患者に処方している治療薬の副作用を素早く的確に診断して患者の被害を最少にするのは、やはり症状（この場合は副作用という症状）把握の力以外の何ものでもない。

第二節　症状把握の方法

精神症状の把握法は三つある。精神症状の種類によって，それぞれの方法が用いられる。

一　その人が体験していることを語ってもらう：体験内容の理解

その人が体験していることを言葉で述べる（あるいは書く），それを聴いて（あるいは読んで）私たちはその人が体験している事柄を，私たちの経験，知識に照らし合わせて理解する。私たちの心のなかに，その人の体験内容を描き出して，間接的にだが，わかろうとする。ドイツの哲学者であり精神医学者でもあったヤスパース Jaspers K は，他者の心的体験内容を私たちが「わかる」ということについて，緻密な考察をした。

ヤスパースは，患者の主観的事実は患者によって直接体験されるものであるが，私たちは患者の自己描写を通じて間接的に知るよりほかない，という事実を強調した。そして，私たちは他者の心的なものを身体的なもののように直接知覚して知ることは絶対にできないのだから，その人の述べたことを私たちの心のなかに描き出し，感情移入してわかるしかないという。そういう理解（わかる）を現象学的了解と彼は名づけた。繰返していうと，精神の現象，すなわちある人の体験を調べ，類縁の現象と比較して考察し，できるだけ厳密に言語化する学問が現象学

Phänomenologie であり、その際他者の体験内容を私たちが私たちの経験、知識、感情と照合して理解する（わかる）ことを、了解する verstehen といったのである。

現象学的了解とはやや難解な表現だが、他者が体験した（あるいは体験している）心のなかの事柄を私たちが理解する（わかる）とはどういうことなのか、考えるとそう簡単なことではない。

ヤスパースの記述現象学（体験内容を了解し、記述する）のあと、それへの批判や限界の指摘があり（とくに了解可能性、不能性の考え方に強い批判が寄せられた）、さらに記述現象学を超えるべく多くの精神病理学的研究（現存在分析、人間学的精神病理学、力動精神医学など）がなされ、それぞれに大きな成果をあげた。しかし思うに、記述現象学が精神症状の抽出、概念化に重大な貢献をしたのに比べると、それ以後の精神病理学的成果は、精神症状の成因論として目覚ましいものがあったが、症状学に対してはほとんど寄与していないのではないか。症状学は記述現象学によって豊かにされ、その地盤を固められたといってよいが、それ以外の華々しい精神病理学は記述現象学で耕された精神症状学をそのまま使い、その上に立っておこなわれた議論である。

二　行動を観察する：表出された症状

表情、振舞、姿態、話し方、運動などその行動を観察し、直接知覚して精神症状とする。行動には身体的行動のほか、社会的行動（服装、対人態度、社会慣行など）も含まれる。それらの行動にはその時点でのその人の感情状態、思考のあり方が表出されるし、精神運動性（第一部第六章参照）の症状がみてとれる。

注意すべきなのは、これら表出現象はその異常の程度が強くはっきりしている場合には、多くの人が一致して認知でき症状として判定できるけれども、程度が軽い場合は、観察者の主観的判断になりやすい。たとえば、統合失調症（精神分裂病）の人に時にみられる「硬い表情」（緊張した、暗い、何かを怖れているかのような、相手を警戒するような、和やかさのない、きつい顔つき）を症状としてとりあげることがしばしばあった。統合失調症の症状としてその特有性がかつて、そして今日でも時には議論される。表情も含め、表出のあれこれの特徴から問題にされた「分裂症くささ Präcox-feeling」も、現在では症状としての地位はふつう与えられていない。シュナイダー Schneider K はその判定の恣意性を嫌って、これら表出症状の診断的意味には否定的であった。

表出された症状にはまた患者の創作品も加わる。絵画、工作品、文学作品など、患者が創作したものにも患者の心理が反映して、そこに症状が形となって現れ、私たちが直接知覚することができる。しかし非常に特別な場合を除いて、作品による症状確認はそう容易にできるものではない。

三　心理テスト

精神症状を探り、その程度を測るための多くの心理テストが開発されている。

精神症状のうち、器質性脳症候群である知能や記憶の低下を測る良いテストが広く用いられている。

性格や非器質性の精神障害のための心理テストには、質問紙法と投影法がある。使用目的を正しく選べば、それぞれに有用である。なかでは投影法（ロールシャッハ・テストがその代表）が人格構造や深層心理をくわしく明らかにしてくれる。質問紙法に比べて構造化されていない投影法が、より深い精神的情報をもたらす。しかし一般に、心理テストでは精神症状の把握は不充分にしかできない。

第三節　精神症状の概観

一　精神症状のグループ分け

精神機能の領域を知情意の三部分に分けて、そこで問題になる異常な精神現象を列挙すれば表1のようになる。

リドル Liddle PF は精神症状を五つのディメンションに分けてまとめたが、それは表2の通りである。

二　特定の視角で問題となる精神症状

器質性脳疾患ならびに人格と結びついて現れる症状を挙げる（表3）。

精神症状はライフステージと関係する。ライフステージに関係せずいずれの人生期にも共通して現れる症状も多いが、それぞれのライフステージに主としてみられる精神症状もある。脳と精神機能の発展段階によって、かなり特徴のある精神症状もある（表4）。

表1　異常な精神現象

精神機能の領域	精神症状
知（思考、認知）	幻覚、妄想、思考のまとまりの障害など
情（感情）	不安、抑うつ、躁、鈍麻、不安定など
意（意欲）	意欲減退、脱抑制、精神運動性症状など

表2　リドルによる精神症状の五分類

現実歪曲	reality distortion
解体	disorganization
精神運動性症状	psychomotor symptoms
気分異常	abnormalities of mood
不安	anxiety

（Liddle PF, 2001年をもとに作成）

表3　器質性脳疾患ならびに人格と結びついて現われる症状

脳疾患	せん妄、記憶障害、認知障害（痴呆）、発達遅滞
人格	持続的な感情、意志領域の障害

表4　各ライフステージに主にみられる精神症状

発達期	習癖異常、発達障害と関係する精神症状
思春期	自我障害、自立挫折に関わる諸症状
成人期	抑うつ
老年期	認知症状（痴呆）

三　精神症状の特異性、一般性について

いずれの精神症状も疾患特異性をもたない。一定の病態を特異的に指すものもない。たとえば、身体疾患では一側のバビンスキー反射は錐体路損傷の確実な証拠である。ある一つの精神症状は、いろいろな精神疾患や異常状態の時に出現する。それは異常現象ではあるが、その異常の基にある病的過程を特異的に示すことはない。

前節で述べた器質性脳疾患の際のせん妄、認知症状（痴呆）は、その基底に急性または慢性の脳損傷があることを確実に示している。精神症状のなかでこの二つのみは、器質性脳疾患という（大きなグループではあるが）診断カテゴリーに対して診断特異的といえる。

また本節二の最後に述べた発達期と結びついた精神症状に関して、症状すなわち病名となっているものが少なからずある。学習障害、多動性障害、行為障害をはじめ、多くの習癖異常の場合がそうである。また思春期に多い異常状態である摂食障害も、症状の呼称がそのまま病名として用いられる。今日の臨床では、「うつ病」も症状名と病名が区別されずに用いられている。身体の場合でも同様のことはある（たとえば皮膚掻痒症、腰痛症、肥満症など）。しかし精神医学のほうがそのような例がはるかに多い。症状名がそのまま病名として通用するとは、一体どういうことを意味するのであろうか。少なくとも一つの理由は、精神の症状がすでに複数から成る機能障害の複雑な団塊であり、それにもかかわらずそれをより細分化できないという事情にあるからだと思う。身体症状と精神症状では、この点、症状として私たちに把握できる段階が異なる。ただ

それにしても、症状名と病名とが同じということに関して今後考察が待たれるところである。

第四節　精神状態像

一　状態像と症候群 syndrome

状態像と症候群は同じではない。

症候群とはいくつかの症状や徴候の組合わせが臨床的に一定の意味をもっている場合の呼称である。

シンドローム syndrome は「ともに、走る」(together, running) という意味のギリシア語を語源とする。

身体疾患では多くの症候群があるが、精神医学でもいくつかの症候群が臨床的に用いられる。健忘症候群、器質性精神症候群、内分泌性精神症候群、通過症候群などがよく知られている。健忘症候群は健忘、記銘力低下、失見当識、作話の四症状から構成される、言葉通りの症候群であるが、しかし精神医学の場合、多くの症候群には、一定の症状と徴候の集合という定義がそれほど忠実に満たされていない。精神症状自体がすでに大きな一つのまとまりを指していることについて既述したが、症候群となると一層その輪郭は広がり、症状、徴候の組合わせという枠を越えている。良い例が通過症候群である。ヴィーク Wieck HH のこの概念は症状、徴候の組合わせとは直接関係ないものであり、ただ意識障害と正常との間の移行期状態をそう名付けただけである。通過症候群の症状学的中味は、妄想幻覚状態であったり無欲状態であったり健忘症候群であったりする。

最近では、空の巣症候群、燃え尽き症候群などをはじめ、シンデレラ症候群、ピーターパン症候群、青い鳥症候群などなど、非常に多数の症候群が造語されている。症候群という用語が精神医学では本来の症候群概念を自在に離れて用いられ、また奇抜さを求めて乱用されている嫌いがある。

二　精神状態像を診断する意義

精神症状の把握を基礎にして、次いで臨床的に大事なことが精神状態像の診断である。状態像診断は治療を進めていく上で不可欠となる。病名診断は簡単にはできないことがあるし、常に急がなければならないというわけではないけれども、状態像診断はその場でいつもおこなうことが求められる。しかも面接の度ごとに、その時その時の状態像を的確に見極めることが大切である。

精神状態像には、わが国の今日の臨床でしばしばみられるいくつかの状態像がある。人間の精神状態にはそれほど反応パターンが多種類あるわけではなく、限られた反応型があるのみである。せいぜい数個から十数個程度の状態像がそれとして区別できると考えてよい。もちろん細かくいえば一人一人の精神状態はみな少しずつ異なっており、人の数だけ状態像はある、ということもできるが、しかし小さな差をとりあげだすと、状態像という概念が分解、霧散してしまう。細かいところは括弧に入れて、主要部分の類似性、共通性をとらえて、状態像をいくつかのカテゴリーに分ける。

以下に述べるいずれの状態像も、経過のなかで他の状態像に変わりうる。また一つの状態像に本来その状態像には含まれていない他の症状がまじっていることもある。

状態像診断の基礎は、精神症状の正確な把握にある。しかし状態像診断は単に症状を列挙して、その組合わせから○×式のテスト問題の結果を採点するようにひとりでに決められるものではない。正しく把握した症状を基にして状態像を組み立てていく作業が必要である。症状を大きな見落としなく拾い集めながら、あれこれの状態像を思い浮かべつつ、そのどれに最も類縁か、暫時考えをめぐらさなくてはならない。総合判断をするのである。臨床面接をおこなったあと、今日その時の相手の精神状態像をまとめておく習慣をつけるのがよい。それは今日までの治療の効果を判定し、明日以後の治療を考える上での拠り所となる。

三　西丸による状態像分類

西丸四方はその名著『精神医学入門』のなかで、早くから異常精神状態像を次の六つに分類した（表5）。状態像のすべてをよく網羅しており、しかも欧米学者の受け売りでない、西丸独自

表5　西丸による異常精神状態像の六分類

状態像	含まれる諸症状、諸状態
A　神経衰弱状態	無気力、心気症状、強迫、離人症状、神経質など
B　減動増動状態	抑うつ状態、躁状態、不安・パニック・不機嫌・憤怒を伴う増動、無欲、無為、興奮状態、緊張病症候群（興奮と昏迷）など
C　幻覚妄想状態	
D　錯乱状態	意識混濁、夢幻状態、せん妄、アメンチアなど
E　記憶減退状態	健忘症候群、ヒステリー性健忘など
F　欠陥状態	知的障害、認知障害(痴呆)、統合失調症性荒廃など

（西丸四方ほか、2000年をもとに作成）

のユニークな分類である。なお含まれる諸症状、諸状態は改訂二四版によって原田が適宜整理した。

西丸の状態像分類は、しかし実際には用いにくい点もある。たとえば減動増動状態にはあまりに多くの状態が含まれていて、状態像診断として何を指し示しているかわかりにくい。

四　今日臨床で多くみる主要状態像について

西丸が目指した網羅的、整合性のある分類でなく、今日わが国の臨床でしばしば出会う状態像を主要状態像として挙げてみたい（表6）。

今日「抑うつ状態」を示す人は非常に多いので、独立してとり挙げた。また「不安・緊張状態」は広く神経症圏の不安をもつ状態で、思春期の境界性パーソナリティの人が示す時々の強い不安や、社会適応、人間関係に困難をもつ状態も多くはこれに含まれよう。これは西丸が神経衰弱状態としたものとかなり重なる。

表6　原田が繁用する状態像名

状態像	それに含まれる症状
抑うつ状態	うつ気分、意欲低下、自責など
不安・緊張状態	不安、緊張、心気性症状、恐怖症など
幻覚妄想状態	幻覚、妄想
興奮状態	精神運動性興奮、躁的興奮、不機嫌状態、憤怒・易怒性など
慢性欠陥状態	記憶減退、認知障害(痴呆)、統合失調症性欠陥など
せん妄状態	意識障害

「興奮状態」は西丸の増動状態に当たる。

統合失調症性欠陥状態を器質性の認知症状（痴呆）とひとまとめにすることには議論があろう。

状態像診断のつけ方について付言しておく。状態像を診断する場合、一つの状態像にぴったりあてはまらないことが常にある。一つの状態像に無理に目前の人の精神像を押し込めてはいけない。副詞句、形容詞句を適宜付加して、状態像を修飾するのがよい。たとえば、「時に不機嫌を強く示す抑うつ状態」「自傷行為を繰返す不安・緊張状態」「興奮状態を挿間する慢性欠陥状態」「軽躁気分の混った不安・緊張状態」「離人症状の強い抑うつ状態」など。

このように、現実に今自分の目の前にいる人の精神状態を適切にまとめ診断することが、臨床専門家の大事な仕事である。

文献

- 原田憲一『意識障害を診わける』改訂版、診療新社、大阪（一九九七）
- Jaspers K（内村祐之、西丸四方、島崎敏樹、岡田敬蔵訳『精神病理学總論』岩波書店、東京〈一九五三―五六〉）
- 熊谷恵子「発達に偏りのある子どもたちへの支援」学士会会報、八三七巻、二〇六―二一二ページ（二〇〇二）
- Liddle PF: Disordered Mind and Brain: The Neural Basis of Mental Symptoms. Gaskell, London（2001）
- 西丸四方、西丸甫夫『精神医学入門』改訂二四版、南山堂、東京（二〇〇〇）
- 大橋博司「精神症状学序論」現代精神医学大系３Ａ　精神症状学Ⅰ、三―二三ページ、中山書店、東京（一九七八）
- Schneider K: Klinische Psychopathologie. 9 Aufl. Thieme, Stuttgart（1971）
- Sullivan HS: The Psychiatric Interview. Norton, New York（1954）
- Wieck HH: Lehrbuch der Psychiatrie. Schattauer, Stuttgart（1967）

第一章　妄想

第一節　妄想の概念

妄想は異常心理現象のなかでも最大の問題の一つであり、多くの人の注目を集めてきた。

妄想 delusion, délire, Wahn という言葉は、de- 離れる、ludo 遊ぶ、lira あぜ道、の意であり、Wahn は Wunsch（願望）と同源、また古いドイツ語で wan は「空虚な」であり、wân は「想像」の意である（西丸四方）。英語に paranoia, paranoid という用語もあるが、para- 傍ら、誤った、noies 知性、の合成語である。日本語の妄想は、仏教で妄想《もうぞう》という言葉が古くからあり、「みだらな思い」「迷いの心」を意味する。この語を精神医学の用語として用いるようになったのは、明治中期以後である。

妄想と呼ばれる異常心理現象は、人類のなかに大昔からあったに違いないが、それとして把握され、焦点をあてて論じられるようになったのは、一八世紀初期フランスのエスキロール Esquirol JED らによってである。

妄想とは思考の誤りであり、判断の異常である。現実でないことを現実であると確信し、合理的な説明や証拠によっても訂正不能である。正常心理では、どうしてそんなことを考えるのか、理解できない現象である。

妄想は精神症状のなかでも、その人の人格全体を巻きこみ、その人の行動、思想、生活、人間関係に強い影響を与える重大な症状である。妄想が強く主張される時、社会的人間関係は破壊されてしまう。

一方、妄想は多くの精神症状のなかでも最も人間的なものである。人間だけがもつことのできる現象である。他の動物に妄想症状が全くないかどうかわからないが、思考力や想像力が非常にわずかしか発達していない動物では、人にみられるような妄想はおこりえないだろう。抑うつや躁などの感情症状や不安、興奮、多動、せん妄などは動物にもみられるし、実験的に動物につくることもできる。しかし、妄想は人間の精神にのみ生じる現象といってよい。妄想が狂気の代表とされ、精神医学の中心問題であり続けているのも、おそらくこのことと関係していよう。

なお、人間の妄想は十二、三歳以後になって初めてみられるようになるのであって、それ以前には生じないといわれるが、これも精神機能の発達段階から考えて納得できることであろう。ちなみに幻覚は、知覚機能が急速に発達するより年少時、二、三歳時からすでにみられる。

第二節　妄想の形成過程による分類
―妄想の記述現象学

一　一次妄想と二次妄想

この二種の妄想を厳密に定義したのはヤスパース Jaspers K である。彼はこれを真正妄想と妄想様観念といった。しかし、妄想とほとんど同意語で妄想観念という言葉が使われることもあって紛らわしいことから、一次妄想（真正妄想）および二次妄想（妄想様観念）と呼ぶほうがわかりやすい。

一次妄想は、心理学的にその考え（妄想）の由来がどうにもわからないもの、心理学的説明がそれ以上遡れないものである。すなわちヤスパースによる「了解不能」のものである。

それに対して二次妄想とは、その人が置かれている状況からそのような妄想を抱くことが私たちによくわかる（了解できる）もの。たとえば、病的なうつ感情に陥っている時の貧困妄想や罪業妄想、あるいは脅迫的な幻聴のもとで発展してきた迫害妄想のように、他の心理的な病的状態から二次的に妄想がつくられた場合である。心因性妄想、反応性妄想ともいう。

一次妄想についてのヤスパースの「了解不能性」に関しては、早くから多くの反論がなされた。確かに正常心理的には理解しにくいが、しかし了解不能と言い切って堅くそれ以上の議論を閉ざすのは正しくない、として、優れた精神病理学者たちが妄想のさらなる理解を目指してさまざまな考えを提出した。それは正に百花繚乱というにふさわしい（笠原嘉ほか）。その成果は、単に精神医学に止まらず、より広く人間科学全般における二〇世紀の華々しい展開として、歴史に刻印されるほどのものと思う。しかし残念ながら本書では、妄想の成因論には立ち入らず、その症状学に視点を限定する。

二　妄想知覚と妄想着想

妄想出現時の心理機構の違いから、シュナイダー Schneider K は妄想を妄想知覚と妄想着想の二種に区別した。妄想について患者が話してくれることをよく聞いていると、その違いはふつう容易にわかる。

⑴　妄想知覚：外界の何かを実際に知覚して、それに妄想的な意味付けをする場合である。シュナイダーが記述している例を挙げよう。

「一匹の犬が尼僧院の階段の所に坐って、私の動きを窺いじっと私を見つめていた。私が近付いた時、犬が片方の足を上げた。たまたま私の数メートル前を一人の男の人が歩いていた。私は急いでその人に追いつき、そして早口で、その犬があなたにも敬礼したかどうか尋ねた。その人のおどろいたような否定が、これは一つの明白な啓示だ、と私に確信させた。」

次に自験例から一例を挙げる。

「夜になると家の前の道を通る自動車が警笛を鳴らすのです。私を眠らせないようにわざと鳴らして走るんです。母は、そんなことはない、わざとやっているわけではない、と言うんですが、母にはわからないんです。私にはわざとだということがよくわかるのです。」

これが妄想知覚である。シュナイダーは「知覚→異常な意味付け」から成るこの二節性構造を指摘したのである。

⑵　妄想着想：突然、妄想的な考えが頭に浮ぶ。「私は天皇の落し子だとわかった」「私には世界を変える力がある」など荒唐無稽な考えが、明徴性をもって意識にのぼり、それを間違いないものと確信してしまう。この際一定の対象知覚と結びついていない。これが妄想着想である。妄想知覚と比べてよくわかるように、一節性の妄想形成である。

シュナイダーは妄想知覚と妄想着想の疾病学的意義について論及し、統合失調症（精神分裂病）の診断にとって重みのあるのは妄想知覚であり、妄想着想はそれほどではないと述べた。妄想知覚は他の精神症状（させられ体験、対話性幻聴など）と並んで、統合失調症の一級症状とされた。ただしシュナイダーが統合失調症の診断には極めて慎重で、一級症状が明瞭に把握され、かつ他の一級症状をおこしうる精神病（主として器質性の精神障害）がない時、はじめて控えめに統合失調症を考えよ、と述べていることを付記しておく。

このように、シュナイダーの妄想知覚、妄想着想の区分は臨床的に有用であるが、なお問題もある。妄想知覚と妄想着想の判別は常に簡単にできるとは限らない。妄想知覚の場合、その知覚対象が事実その通りにあったのかどうか、本当のところは常に確かめられるわけではない。また妄想着想の場合は、一見ありえないように思われる内容でも事実であることがこの世にはある。「私は王子だ」と頑固に言い張る患者の妄想着想を思わせる発言が、後になって事実であると判明した例をシュナイダーは挙げている。

三　妄追想（妄想追想）

妄想の形成過程による分類、というにはややはずれるが、ここで妄追想について述べる。臨床的にしばしば遭遇し、正確な把握を求められる妄想現象の一つである。

妄追想と呼ばれるものは、過去のことに関する妄想的改変である。過去の知覚に異常の意味付けがされることと、過去の日付で妄想着想が生じることとである。

妄追想に関して、治療者側に稀ならずおこる混乱がある。患者が過去について妄想的に述べた時、その人が過去の時点で既にその妄想をもっていたのか（それなら、妄追想ではない。過去の妄想の正当な追想である）、それとも、過去には妄想的状態になかった人が、今の病的心理によって過去のことまで妄想的に追想しているのか。後者のみが妄追想である。

過去のことが妄想的に語られることは、今日の臨床では、統合失調症などよりもむしろ境界性

表1　妄想主題による分類

1.	被害妄想	関係—、注察（注視）—、被毒—、追跡—、嫉妬—、物理的被影響—、憑き物—、好訴—
2.	微小妄想	貧困—、罪業—、心気性—、虚無—、不死—
3.	誇大妄想	発明—、血統—、宗教—、恋愛—

（大熊輝雄、2000年をもとに作成）

パーソナリティ障害と呼ばれる人たちの間で問題になる。現在の精神状態のためにふつうだった過去が歪曲されて想い出されるのか、あるいは過去にも実際に異常精神状態にあったのかを正しく判断できないと、その人の既往症・現病歴のとらえ方に大きな錯誤が生じる。

第三節　妄想主題のいろいろ

妄想はその内容によっていろいろな名前がつけられている。大熊輝雄はその教科書で表1のように大きく三群に分けており、わかりやすい。

この三群分けには細かい問題はいろいろある。たとえば物理的被影響妄想や憑き物妄想で被害的でない場合もあるし、血統妄想で誇大的でないものもある。しかし大まかなまとめ方として秀逸である。

以下いくつかの点について注釈する。

関係妄想は外界の出来事を、本来そうでないのに自分に関係づけて考えてしまう。

被害妄想（迫害妄想）では、自分が迫害されている、被害を受けていると思い込む。追跡が主であったり、食べ物に毒を入れられるという観念が主であったりする。関係付けは被害的内容と結びつくことが多い（被害関係妄想）。被害関係妄想は統合失調症（精神分裂病）を主として、妄想のなかで最も多いタイプである。その内容からいって当然であるが、この妄想があると不安が非常に強く、かつ周囲に対して警戒的となり、まわりの人に不信感を抱く。

注察妄想（注視妄想）は関係妄想の一種であり、周囲の人が自分を見、探っているという確信である。わが国で多いといわれる対人恐怖症、視線恐怖症でも似た訴えがされるが、注察妄想との違いは、「私が気にしてしまうのだ。気になる私が問題なのだ。向こうが特別に私を見ているわけではない」ことをはっきり自覚している点である。

心気性妄想とは、自分の体が病気に罹っているという病的確信であり、ひどい時は「体が腐っていく」「内臓が全く働かない」などと強い不安とともに訴える。不死妄想は稀であるが、「自分は死ぬこともできない、永遠に生きて苦しみを担い続けなくてはならない」という妄想である。貧困妄想、罪業妄想などとともに、微小妄想はうつ病の時に主に現れ、抑うつ妄想ともいわれる。

恋愛妄想というのは時に誤解されるが、正確には被愛妄想である。自分が相手を愛しているという点に中心があるのではなく、あくまでも、相手が自分を愛しているという（そういう事実はないのに）一方的な思い込みである。

上の妄想一覧には含まれていないが、重要な妄想が他にもある。させられ体験と呼ばれる現象や替え玉妄想などがそうである。これらも歴とした妄想であるが、記述の都合上、自我障害の章で述べる。

一人の人が複数の主題の妄想をもつことは珍しくない。またある内容の妄想から別の内容の妄想に移っていくこともある。統合失調症ではその急性期に不安の強い被害関係妄想が多いが、慢性化すると誇大妄想化して不安も弱まるという傾向がある。

妄想の主題は時代によって変化する。よくいわれることだが、統合失調症性妄想（被害関係妄想が主）は時代によりその内容を変えるが、抑うつ妄想（微小妄想が主）は時代による変化を受けない。このことは、前者が社会、他の人と関係した妄想であり、後者がもっぱら自分に関した妄想であるためであろう。自分の内へ内へと向う妄想は、社会からの影響を受けようがないだろう。

第四節　妄想の属性（本質的な特徴）をめぐって

一　妄想の確信性およびその変動

妄想とは非現実的なことを確信しているからこそ、妄想である。しかし臨床の実際では、患者のその確信度には強弱がある。いくらその考えの非現実さ、不合理さを説明して判断の誤りを正そうとしても、患者は頑として受けつけようとしないことももちろんあるが、患者自身半信半疑のことも少なからずある。その間を揺れ動いていることも多い。ゆっくりと、あるいは急速に。

ある統合失調症者は、ある日廊下で行き会った私に突然激しく怒りをぶつけ、「先生なんか嫌いだ。冷たい。私を苛立たせようとわざとしているんでしょう」と非難して、私の応答も待たず、一方的に立ち去った。その数分後、私のところに近付いてきて、「先生、さっきはごめんなさい。あんなこと言って。何か、私、変でした」と静かに話した。そしてさらにその後二、三分してまた来たが、その時は初めの時と同じ状態に戻っていた。

こんな極端から極端への大きな変動は珍しいが、妄想の確信度はかなり揺らぐのがふつうであって、同じ強さの確信度が持続するわけではない。

近年、妄想の確信度が全体として弱くなった。心理療法的な良い接触が妄想の確信度を弱める事実はよく経験することだが、何よりも抗精神病薬の効果である。発病間もなく、はっきりした被害関係妄想を示す人に抗精神病薬治療を始めると、早い時は服薬二、三日後には妄想への確信度が弱くなり、不安が薄らぐことが稀ならずある。そういう時、患者は「まだ気にはなりますけど……前ほどではなくなりました。偶然かもしれないと思ったり……」などと言う。なお妄想が消えているわけではないが、切実感が弱まり、病識（洞察）といってよいものさえ芽生えている。

二　妄想の支配性およびその疎遠化

妄想確信度と多分に関係する問題でもあるが、同時に確信度とは本質的に別な面ももつ妄想の強さ、換言すれば、妄想が患者に迫る支配性、圧倒性というものがある。患者と妄想の距離といってもいいだろう。距離が近いと患者は強い不安をもち、妄想に巻き込まれ支配される。逆に距離があれば、患者は妄想を確信しながらも少し落着いていられる。妄想が疎遠となり疎隔化し、不安は弱い。

疎隔化の極北に、病識は全くないのに妄想が消えているという事態がある。いってみれば、妄想は現在すでに無限遠の彼方に退いていて、全く脅威も何も与えないという状態である。この状態も抗精神病薬使用後早期にみられることが多くなった。患者はこう言う。「もう全然気になりません。人が話していても私のことを話しているなんて思いません。平気でいられます。」しかし「でも、あの頃は実際にそうだったのです。あれは事実だったんです」と言う。

もちろん、妄想が消えたあと、「あれは私の思い過ごしだった……病気のせいだったと思う」としっかりした洞察が出る場合のほうがずっと多い。そうなるまでの経過のなかで、妄想の確信度が徐々に弱まり、妄想への距離が次第に大きくなってくる。初めは妄想についての治療者の疑義を真っ向から受け付けず強く反発していた人が、だんだん治療者の促しを受けて患者自身の思い過ごし部分も少しはあると認めるようになる。そしてさらに、自分の思い過ごしが大きかったと思うようになる。

三　二重見当識のこと

二重見当識とは、ブロイラー Bleuler E が慢性の統合失調症の重要な特徴の一つとして指摘したものである。統合失調症性の異常現象は、健康な現象に取って替わるのではなく、並んで生じている、ということ。支離滅裂な思考をする慢性統合失調症者が、同時に全く論理的に思考し会話もする。妄想に関しても同様である。妄想をもちながら一方で、適宜正しく現実認知もしている。

妄想をもつ人の二重見当識（複式簿記、二重記帳ともいう）は、妄想の疎隔化と本質的に結びついた現象ではない。疎隔化があれば二重見当識はより一層機能しやすいだろうが、妄想が強力で患者が距離をとれない事態でも、統合失調症の妄想では二重見当識がおこなわれる。すなわち、患者は妄想の世界と日常の現実世界とを、それと意識せずに、しっかりと生き分ける。器質性精神病の時の妄想とそこが異なる。せん妄でも妄想がみられるが、その際は二重見当識はふつうない。妄想と現実世界とは一つに溶け合い、区別がない。認知症（痴呆症）の人の妄想でも、はっきりした二重見当識はみられない。

第五節　妄想診断の留意点

一　妄想を聞く際の注意――妄想言語化の限界

患者が妄想を自らすすんで語ってくれる時は、それをそのまま受け取ってよいだろう。しかし、妄想についてこちらのあれこれの質問に患者が答えてくれる時、その患者の言葉をそのまま受け取ってよいかどうかは、慎重でなくてはならぬ。患者が妄想について語りたがっていない場合はいうまでもないが、彼がこちらの質問に真剣に答えようとしている場合でもそうである。妄想はしばしば患者自身にとっても明白なものではない。言葉で表現しにくいものである。患者は口ごもり、考え込み、どのようにその体験を言語化したらよいのか、迷い困惑している。こちらが言語化を助けるつもりで、「こういうことなの？」と推測して問うと、患者は「そうです」とむしろほっとした様子で応じる。しかし果してその通りなのかどうか。患者にとって、それ以上に自分の体験内容をうまく言葉で表せないから、質問者の表現に同意したにすぎないのかもしれない。患者にとって〝そのこと〟は確固として存在するのだが、言葉で表すべく明確に把握しようとすると曖昧になってしまうのだから。

誘導的な質問によってではなく、患者自身が自分の言葉で説明してくれるのを待って、患者の体験内容を受け取らねばならないのだが、なかなかいつもそうできるわけではない。

二　被害関係妄想を聞き出す糸口——「まわりの人のことが気になりますか？」という質問

たとえば初回面接も終りに近付いて、治療の方向を大まかにでも決めようとする時点で、被害関係妄想があるかどうか正確に知りたいことがある。統合失調症圏か神経症圏かの弁別である。そういう時、私は次の質問をよく使う。「まわりの人のことが気になりますか？」

被害関係妄想をもつ人には、この質問がよくわかる。すっとわかって肯定するのがふつうである。「どんな風に?」という追問によって、患者の言葉で自発的な言語表現としてその内容が語られる。対人恐怖症の人ももちろんこの質問をよく理解するが、対人恐怖症ではそれを初めから患者のほうから訴えてくるから問題はない。

被害関係妄想のない人に「まわりの人のことが気になる?」と尋ねると、しばしば「え?」と聞き返してくる。きょとんとした表情をする。質問の意図するところがピンとこないのである。うつ病の人は、「まわりの人の問題ではなく、自分自身の気持の苦しみだ」ということがよくわかっている。

三 妄想に対する治療者の姿勢

妄想をもつ人から妄想について聴いたあと、私たちは妄想に対してどのような対応をしたらよいか、すなわち妄想への治療的態度とはどういうものか。患者のその考えが間違っている、妄想だと告げるべきかどうか。それとも黙って肯定も否定もしないでおくのがよいか。それはその時点での患者と治療者の信頼関係や、その人の妄想の確信度や支配性などと無関係には答えられない。

常識的にいえば、妄想が誤った考えであることについてはやわらかく正直に示唆するのがよいだろうし、しかし同時に妄想によって不安をもち、苦しんでいる患者の気持を察して慰め励まさなくてはいけない。妄想の確信度が最大の時は、治療者はその正誤について無言でいるより仕方ない。いたずらにその誤りについて議論しても、反発を受けるだけで治療に益はない。その確信度が少しでも弱まってきたら、それを鋭敏にキャッチして、誤りであること、思い過ごしであることを少しずつ口にして、少しでも患者のなかの洞察を育てるように試みるのがよいだろう。

治療の後半では、妄想のこと、病気のことを話し合い、患者の自覚を強め、洞察を高め、ひいては再発を予防しようとする治療が近年注目されている（認知療法 cognitive therapy、心理教育 psychoeducation）。決して容易な道ではないと思うが、歩んでいかねばならない道であろう。

文献

- Bleuler E: Lehrbuch der Psychiatrie. 15 Aufl.（neubearb. von Bleuler M）Springer, Berlin（1983）
- Jaspers K（内村祐之、西丸四方、島崎敏樹、岡田敬蔵訳『精神病理学總論』岩波書店、東京〈一九五三—五六〉）
- 笠原 嘉、藤縄 昭「妄想」現代精神医学大系3A、精神症状学I、二三三—三三八ページ、中山書店、東京（一九七八）
- 西丸四方『臨床精神医学辞典』南山堂、東京（一九七四）
- 大熊輝雄『現代臨床精神医学』第八版、金原出版、東京（二〇〇〇）
- Schneider K: Klinische Psychopathologie. 9 Aufl. Thieme, Stuttgart（1971）

第二章　幻覚

第一節　概要

一　幻覚 hallucination という用語

今日幻覚と呼ばれている異常な精神現象それ自体は、おそらく古くから知られていた。

たとえば、わが国江戸時代の医学書『病名彙解』（一六八六年）に広声虫とか腹中人声などという言葉が記されている（岡田靖雄）。幻声を述べたものであろう。またヨーロッパで一六世紀に hallucination という言葉が使われたという（大橋博司）。語源的にはギリシア語 aluō（夢中である）、alucinatio（うわ言、無意味なお喋り）と関係する。

しかしこの異常精神現象が、一症状として特定的にとりあげられ、医学的に議論されるようになったのは、一九世紀フランス、パリの精神医学者エスキロール Esquirol JED 以後である。わが国では欧米の学問を貪欲に吸収した明治時代初期頃は、hallucination に妄覚、幻想、妄想などの語を当てていたが、一八八四（明治二七）年、呉秀三は『精神病学集要』のなかで、広義 hallucination を妄覚（錯覚を含む）、狭義 hallucination を幻覚とした。以後、呉の後者の用法に従って、幻覚という用語が定着した。

二　幻覚の概念

幻覚を初めて一つの精神症状として論じたエスキロールは一八一七年、幻覚を「感覚器官が外的刺激を受けることなしに、ある知覚を体験したと確信すること」であると述べ、「対象なき知覚」と言った（中根晃）。その後、近代精神医学の進展のなかで、幻覚について多くの臨床研究がなされたが、二〇世紀になってドイツのヤスパース Jaspers K は、幻覚およびその周辺の現象について次のような整理をした。すなわち、幻覚を真性幻覚と仮性幻覚に分け、それに錯覚を並べて、この三者を妄覚とした。

(一)　妄覚 false perception

(1)　錯覚 illusion：錯覚はふつうの精神生活のなかで日常的に時々生じるところの、感覚、知覚の誤りをいう。玄関に人が訪ねて来た声を聞いて、出てみたが何か別の音の聞き違えだった、というような経験は誰にでもある。本を読んでいて活字を別な字として読み進んでしまう、という視覚上の過誤も錯覚である。暗闇におびえている時、枯れ尾花が幽霊に見える。

錯覚は不注意によって生じる。また感情が激しているような時におこりやすい。錯覚は指摘されればその誤りにふつうすぐ気付くし、そうでなくても自分から「おや、思い違いかな？」と反省できることが多い。

(2) 幻覚（真性幻覚）：ヤスパースは真性幻覚を、知覚のつくり変えによって生じたものではなく、全く新たに生じた知覚である、とした。

二〇歳の女子大生が、「声が聞こえる。『好きだ』とかいう感じで言ってくるんですけど……。そんなに私思っているわけでもないのに……それなのになんで私ばかり声が聞こえるのかと……」と泣きそうにして言う。彼女の言葉に従えば、言葉として「好きだ」とはっきり聞こえるわけではなく、「好きだとかいう感じ」だというのだが、しかし、にもかかわらず、「声が聞こえる」という。真性幻覚ではこのように感覚性が明白にあり、かつその感覚の起源は明らかに外部世界にあり、かつ客観的な事実と受けとめられている。

(3) 偽幻覚（仮性幻覚）：真性幻覚に対してその感覚性が明らかでなかったり、あるいは外部空間への定位性が曖昧であったり、また他の場合はその客観性について患者が半信半疑でいる例などである。たとえば、「頭のなかに聞こえる」とか、「聞こえるのではないが、わかる」とか、あるいは「本当にそこに人がいるわけではないが、影のように見えた」などと患者は言う。

ただ、偽幻覚という用語は、学者によって少し異なった概念で用いられている。意識障害の時や認知障害（痴呆）など、精神の基礎的機能が障害されている時の知覚の異常を偽幻覚と呼ぶこともあるし、またそれが架空の知覚であるという洞察が充分にある幻覚体験を偽幻覚という人もいる。

ここで述べたのはヤスパースによる真性幻覚と仮性幻覚の区別である。彼は真性幻覚は知覚領域の異常現象であり、仮性幻覚は表象領域の異常現象である、と明確に分けた。ヤスパースの考え方にはしかし反論も多い。すなわち、ヤスパースの二分法は臨床的に妥当でない、真性幻覚と仮性幻覚との間に本質的な区別はつけられない、というジャネ Janet P やシュレーダー Schröder P の立場がある（中根晃）。私も、臨床の実際においてこの両者を厳しく区別する意義はとくにない、と考えている。原理的にはヤスパースの知覚、表象による二分法はその通りだと思うが、患者の体験をよく聴いていると、この両者をはっきり区別できることよりもできないことのほうがずっと多い。診断上も治療上もこの二分を追求する価値が大きいとは思えない。真性か仮性かを無理して論じなくても、知覚なり知覚に近い表象の領域で混乱が生じていると見なせば、それで充分であろう。

第二節　幻覚の特徴

ヤスパースに従って幻覚を知覚領域における異常現象とみなし、知覚の属性（本質的な特性）を考えるなかで幻覚の特徴を詳しく把握しよう。ここではヤスパースの所説を参考にしながら、知覚の属性として、次の三つをとくにとりあげる。

⑴　実体性、実在性、客観性を患者が信じていること。体験している事柄が決して幻ではなく実体のあるものであって、客観的に実在していると確信している。「壁の上に虫が見える。確かにそこに虫が這っています。」

信じているといっても、臨床的にはさまざまな程度の違いがある。ある患者は幻覚出現の初期、「聞こえるけれどそんなはずはないと思っていた。しかしずっと聞こえると……やはり錯覚ではない」と、幻覚体験の持続のなかで、初めの困惑、知性による批判から、次第に信じざるをえない状態に移っていった。逆に、幻覚の客観性、実在性を強く主張していたある統合失調症の人は、抗精神病薬服用わずか数日後に、「絶対間違いないと思っていたけど……私の気のせいもあるかも知れない」と、急速に弱まった確信度について述懐した。

⑵　外部空間への定位性をもつこと。幻覚体験において、その幻覚の源は外部世界にある。視覚的な幻覚の場合はもちろんその見える場所あるいは方向が指示できる。「天井に人の姿が見える」「私の手のここに確かに触れてくる」と。聴覚的な幻覚ではその音や声のおこる場所自体を明確に掴むことができないが、それはふつうの聴覚一般と同じである。しかし、確かに「外から」「遠くのほうで」と、外部空間からの音、声であることを疑わない。自分の頭のなか、すなわち表象空間での出来事ではなく、あくまで外の世界での出来事である。幻覚の外部空間定位性とはつまるところ上記の実在性、客観性と同じではないか、という疑問があろうが、妄想を考えてみるとよい。妄想でも考えている内容の実在性、客観性を強くもっているが、外部空間定位性が常

に伴われるわけではない。

(3) 感覚性を明確にもつこと。知覚には活き活きした感覚性がある。「耳に聞こえる」のであり、「目に見える」のであり、「鼻に臭う」のである。幻覚もそうである。また、その聞こえる内容、見えた画像が明瞭であるということを必ずしも必要としない。聞こえる声がはっきりしなくて何を言っているのかよく聞きとれないとか、見えているものがぼんやりしていて細部まできちんと見えるわけではない、ということがある。それもふつうの知覚と同様である。ただそれにもかかわらず患者にとってそれは「聞こえる」のであり、「見える」のである。このように感覚性をはっきりもった体験であることが、幻覚の本質的特徴の最大のものである。

第三節　幻覚のいろいろ

一　感覚様式による分類

人間には五種の感覚（五感）がある。そのそれぞれに幻覚が生じる。

聴覚性幻覚＝幻聴、視覚性幻覚＝幻視、嗅覚性幻覚＝幻臭、味覚性幻覚＝幻味、触覚性幻覚＝幻触。もっとも、幻味、幻触という表現はあまり使われない。頻度が稀である。

触覚は生理学的には身体の表在感覚であり、皮膚感覚（触覚、痛覚、温度覚）の一つである。表在感覚のなかで特に触覚性幻覚が幻覚問題でとりあげられ、痛覚、温度覚はふつう神経症性症状として扱われることが多く、幻覚問題としてはほとんど浮び上がってこない。臨床的に稀であるのがその理由だが、不思議なことである。皮膚感覚のなかで、触覚が痛覚や温度覚と比べて、より常に外部世界と結びついていることと関係しているのであろうか。

一方いわゆる五感には含めないが、生理学で深部感覚と一括される身体感覚がある。すなわち筋や関節の痛覚、体や四肢の位置覚であり、運動覚、筋運動性感覚などとも呼ばれる。これらの感覚領域の幻覚もある（筋運動性幻覚）。

その他に、生理学的には本来ないはずの感覚が幻覚的に訴えられることがある。体感幻覚と呼ばれているものは、内臓に関する異常感覚である。もともと内臓には触覚、痛覚、温度覚、運動覚などは具わっていないのだが、それを感じ、苦しむ状態がある。「腸が動く」「血管のなかを血液が流れるのがわかる」「脳のなかを虫が這い回っている」と訴える。本人にとってはその感覚性は鋭いものである。先に内臓には感覚はないと述べたが、私たちは胃の不快感、腹痛、心筋梗塞時の痛みなど、身体機能に異常が発生した時、さまざまな内臓や身体深部の感覚を感じる。このことを考えると、体感幻覚も本当にありえないところに生じている知覚であるとは断言できないのかも知れない。

このような種々の感覚領域に生じる幻覚は、ふつう単独でおこることが多い。二種類（たとえば幻聴と幻臭）あるいは三種類（たとえば幻聴と幻視と体感幻覚）の幻覚が一人の患者に同時にみられることはあるが、稀である。

幻覚をもつ人のその病態がどうしてある一つの感覚領域を選んで現れるのかという問題については、二〇世紀を通じて多くの精神病理学的研究がなされてきた。各感覚の生理学的、心理学的、社会的、人間学的な相違からそのことを理解しようとする多くの仮説が提出された（笠原嘉ほか、中根晃）。たとえば、聴覚は聞かされる、向こうから一方的に入ってくるという侵入的な刺激であるのに対して、視覚は自分が見る、そこにただあるものを主体的に見るという能動的な本質をもった感覚である。その違いが自我の退行性の差と相応して、幻覚を生むそれぞれの感覚領域として選ばれるのであろう、とする。その他にも幻覚の精神病理学は、幻覚の成因、その病者にもつ意味などをめぐって大変興味ある学問分野を開拓しているが、本書では繰返すように敢えて症状学に視野を限定する。

二　特殊な幻覚

機能性幻覚というのは、ある感覚刺激があるとそれと同じ感覚領域に、しかも同時に幻覚が生じる現象である。

例　五五歳　主婦

糖尿病で毎日インシュリン自家療法でコントロールしている。「台所の水道の音と一緒に人の声みたいのが木霊のように聞こえます。水の音がすると声になって、それに対応してしまいますね……犬の鳴き声や水の音が気になりますね……それが言葉としてとびこんできたり……。」水道の音がすると同時にそれに混じって人の声が聞こえてくるという。

典型的な機能性幻聴である。この患者はこの幻覚体験以外、時々のいらいら感、不機嫌状態（物を投げたりする）を示すが、家庭生活、人間関係面で全く支障はない。少量の抗精神病薬が幻覚に有効であった。糖尿病と関係した脳機能障害と考えた。

音楽幻聴はメロディーのみの幻覚である。音楽の好きな人が頭のなかにメロディーを感覚性を伴って思い浮かべる、というのとは違う。自分の意志とは無関係にメロディーが聞こえてくる、という。非常に稀なことで、私はこれまで一例しか経験していない。音楽以外の幻聴は全くなく、その他の精神機能の乱れもない。美しいメロディーでも、自分の意志と関係なく耳に響いてくることの苦悩は大きい。

皮膚から寄生虫が出てくる、虫が皮膚の下を這い回っている、という**皮膚寄生虫幻覚**は高齢者に時々みられる特異な症状で、幻触でもあり、時には幻視（「白い虫が見える」）もあるが、幻覚のテーマは頑固に一貫して微動だにしない。**自己臭症**と呼ばれる幻臭状態は、思春期の男性に多い。「自分が臭う」「だからまわりの人が自分を避ける、厭な顔をする」「私の腋臭《ワキガ》が臭う、肛門から臭いが出る」などと強く訴え苦しむ。大抵の場合、強度の対人恐怖症、社会恐怖症、被害関係妄想が絡み合う。このタイプの幻臭には、しばしば妄想との境界が明らかでないものがある。

幻聴の形を一応とるが妄想といってよい症状に、**考想化声**（思考化声）がある。「自分の考えが声になって外から聞こえる」という体験である。表象が知覚領域に移される。あるいは、自分の考えを外界に投影するともいえよう。幻覚体験自体がある意味では自己の心的内界の外部への投影と考えることができる。

第四節　幻覚と妄想をめぐる症状学的論議

一　幻覚と妄想という二つの症状

前章で妄想を述べ、本章で幻覚をとりあげたが、この二つはそれぞれ独立した別の精神症状なのだろうか。緒論で論じたように、精神の症状とは一体何なのだろう。身体医学で取扱う症状と同じレベルで考えられるものなのだろうか。言い換えれば、ここで幻覚を一つの「症状」といえるのかどうか。他の精神症状から限定して区別できるのか。妄想と違うものなのか、同じものなのか。たとえば小脳性失調と末梢性麻痺とが区別できるように、二つの別の症状として論じられるのか。精神症状と一口で言うけれども、私たちは以上のことをいつも考えながらこの言葉を用いねばならないと思う。

「身体症状」がわかりよいのは、身体の機能が基本的にはそれぞれ独立しているからであろう。役割の分担がはっきりしているといってもよい。だからその独立した分担機能の障害の現れ、すなわち症状も、それぞれ独立的に論じられるのであろう。「精神症状」の場合はそれに対して、ひとつひとつの精神機能、たとえば感情にしても思考にしても知覚にしても、それぞれが大きな複合物であって、とても個々の機能というどころではないものだから、ましてその機能の障害である症状が、中味も多様であり輪郭も曖昧なものになってしまうのであろう。このために、これから論じようとしている幻覚と妄想をめぐる議論もおこってくるのである。

二　三通りの見解

幻覚と妄想の関係をめぐって三通りの見解がある（中根晃、笠原嘉ほか）。

(1) **幻覚と妄想とは別の現象である。**

この考えの代表者がヤスパースである。既述のように、幻覚は知覚の異常であり、妄想は表象（観念、思考）の異常である、とする。その間に臨床上中間的な現象はあるけれども、基本的には別個の現象であると主張する。

(2) **幻覚は妄想の一形態である。**

ゴールドシュタイン Goldstein K やジャネなどの見解である。幻覚も結局は判断の誤りであり、すなわち妄想である。思考が自己所属感を失い、外部空間に投影されているのである、という。いうなれば、離人体験の極端な形とみられる。エスキロールが幻覚を「対象なき知覚」と言った時、彼は知覚の誤りでなく観念の誤りとした。

(3)　どちらともいえない、どちらでもある。

幻覚のなかには妄想とはっきり異なる幻覚もあるし、妄想といってもよい幻覚もあるという説。バイヤルジェ Baillarger J がその代表の一人である。彼は精神性幻覚と精神感覚性幻覚とを分けた。精神性幻覚は感覚性をもってはいるが、その内容は記憶や思考であることを体験者自身自覚している。昔聞いた話が聞こえるとか、以前考えたことが目の前に見えるとか言う。

少し違う考え方だが、幻覚と妄想は一つの同じ精神機能の障害から出てくる二つの表現形式である、という意見がある（ミンコウスキー Minkowsky E）。どうして二つの表現形式のうちの一つが選ばれるかは、障害の強さや退行の深さの違い、あるいは自己と世界との関係のあり方の違いによる、と（笠原嘉ほか）。確かに自己臭症などをみると、妄想でもあるし幻覚でもあり、両方が分かちがたく一つに絡み合っている。

以上の三通りの見解のいずれか一つをとるとすれば、臨床の実際に合うのは三番目であろう。と同時に私には、幻覚症状を一応妄想とは別に一つの精神症状とみなす立場、すなわち第一の見解も理論的には棄てるべきではないと考える。

三　臨床における三つの状態

今述べてきた幻覚と妄想の関係論議にも触れる問題であるが、臨床的に幻覚あるいは／および妄想を主症状とする異常状態像が知られている。次の三つがある。

(1) **幻覚のみの状態**

幻覚とくに真性幻覚が豊富に生じ、それが病状の中心、前景をなしている。幻覚症 hallucinosis と呼ばれる病態である。幻覚のみといったが、幻覚が豊富にかつ持続的にあると、多少とも結果として二次妄想が加わってくることは珍しくない。また、この幻覚症という用語は、人によっていろいろな概念で用いられるから注意を要する。たとえばエイ Ey H は実在性の確信が強いものを幻覚症と呼ぶし、あるいは器質性精神症候群で幻覚の著しい場合のみを幻覚症とする人もいる。

(2) **妄想のみの状態**

妄想は著しく豊富にあるのに、幻覚が全くない状態もある。妄想症あるいはパラノイアがそのよい例である。

(3) **幻覚妄想状態**

幻覚も一次妄想も同時にみられる状態をいう。統合失調症で幻覚あるいは妄想が生じる時、最も多いのはそれぞれどちらかのみでなく、この幻覚妄想状態である。

この三つの状態があることをみても、幻覚と妄想の関係は密接だが全く同質のものとしてしまうのは、臨床像をみていく上で適当とは思えない。

四　精神発達と幻覚および妄想

子どもの精神現象を正確に掴むのは難しい。というより、なお精神機能が分化発達していないから、成人の精神現象と安易に比較して論じられない。また成人と似た行動なり感情なりを示していても、その精神体験の内容がどのようなものか、軽々しく推定することもできない。ただこれまでの多くの経験や研究から、次のように考えられている。

すなわち妄想が現れるのは十二、三歳以降であり、一方、幻覚は二、三歳から七、八歳頃までの間で既にみられるといわれる。表象（観念）の自己所属感が成立し、自我がほぼ確立するのは十二、三歳頃であるから、それ以前には妄想が妄想として成立しようがない。逆にいえば、それ以前の子どもの思考世界はある意味で妄想的でもあるといえる。それに対して、表象と知覚の分別がなお不充分な二、三〜七、八歳の小児前期には、大人の幻覚に比すべき現象がみられて不思議はない。独り言を言ったり、誰かと話し合うような行為が、正常発達のある時期にみられる。考えたことが聞こえるように感じるのではないだろうか。

第五節　統合失調症（精神分裂病）の幻覚

幻覚がよくみられる精神障害としては、器質性精神障害（症状性精神病を含む）、精神作用性物質による中毒性精神障害および統合失調症（精神分裂病）とその関連精神病が挙げられる。気分障害（躁うつ病など）や境界性パーソナリティ障害でも幻覚症状がないわけではないが、臨床上問題になるほどのものはふつうない。統合失調症の幻覚の特徴を次に述べる。

一　被害的内容の幻声が多い

他者からの自我侵害性、被影響性、作為体験や離人症状と近縁の性質を帯びている。単なる音響の幻聴より人の声を聞くことが多く、しかも脅迫する、蔑視する、罵倒する、非難する、あるいは命令してくる内容が多い。時には褒めてくれるような、助言する如き、あるいは励ましてくれるような幻声を聞く人もいる。前者は統合失調症の急性期、慢性期を通じて多いが、後者は慢性化し不安のなくなった時期に時にみられる。

シュナイダー Schneider K が統合失調症の一級症状に数えた対話性幻聴 Rede und Gegenrede という現象がある。これについて、わが国で一九八〇年代興味ある議論があった（中山道規ほか、西丸四方）。それはシュナイダーのいう対話性幻聴が、第三者同士の対話を幻聴として聞くのか、それとも幻声の相手と患者が対話するという現象か、という問いであった。わが国ではシュナイダーが紹介されて以来、後者の現象が対話性幻聴とされてきた。しかし欧米では、前者こそ対話性幻聴であるというのである。欧米では二人の第三者間の会話を幻聴することが多く、日本では幻声を相手として患者が会話するということが多いのか、という問題にまで発展した。結局はっきりした決着はつかなかったが、そう思って患者に尋ねると、わが国でもこの両型の場合があるのは確かである。

二　偽幻覚が少なくないこと、むしろ多いこと

統合失調症の幻聴は、外部空間への定位性、感覚性が曖昧なことが多い。それなのに実在性、実体性だけは確固としている。「聞こえるような気がする」「頭に聞こえる」「聞こえるというか、言葉の意味がわかるのです」などと言う。しかし、言葉がわかる、何か言ってくる、という事実を疑わない。面接場面で今質問している私の声が聞こえるのと同じように耳に聞こえるのかと尋ねると、患者はそうだということもあるし、あるいは「違うけれど、やはり聞こえます」という。また同じ人がその時々で幻覚の外部定位性、感覚性に関して、揺れ動く答えをする。「はっきり外で声がする」時もあるし、「胸に響く」と言ったりする。時には幻覚体験をどのように表現したらよいのか、困惑しているようにみえることもある。患者の答えは真性幻覚と仮性幻覚の間を変動する。その理由の一端は、抗精神病薬の影響にあるかもしれない。病状がよくなって、幻覚が弱くなり消えそうになる時、幻覚の特性が曖昧になるのはよくみられることである。

三　二重見当識

統合失調症の症状の重要な属性としてブロイラー Bleuler E が二重見当識（複式簿記）を指摘したことは妄想の章で述べた。二重見当識は幻覚現象についても当てはまる。患者は幻覚を体験しながら同時に、ふつうの感覚、知覚体験をも遂行している。激しい幻聴のなかで、並行して私たちとの会話も支障なくおこなう。この点、次に述べる器質性精神障害者の幻覚症状と異なる。

四　妄想との結びつき

統合失調症では一次妄想と幻覚が渾然と一つになっていることが多い。「言葉がはっきり聞こえるわけではないが、意味がすっと頭に入ってくる」「声ではないけれど、私の悪口を言っている」など、幻覚のようでもあるし妄想のようでもある。また幻覚と一次妄想とそれぞれ別々にあるが、全く同時に現われる。「悪口も聞こえるし、まわりの人の態度もおかしい」と。どちらが先というのではない。

五　独語と幻覚

統合失調症の場合だけではないが、幻聴をもつ人が独り言を言うことは時々ある。ブツブツと幻声と対話している。はっきり発声して独語することは今日では少ない。唇がわずかに動いているのがみられることもある。独語している人にその場で、「今誰かと話しているの?」と尋ねると、幻聴をはっきり肯定してくれる人がいる一方で、独り言が幻声との対話ではないと否定する人もいる。統合失調症で「癖です。独り言を言う癖があるんです」と照れたように答える人が私の患者では何人かいる。

独語の問題はかつてのセグラ Séglas J の説（中根晃）をもう一度振り返らせる。セグラは、唇を少し動かしている統合失調症者が幻聴への応答をしているのではなく、不随意的に自分が発語しているのを外からの声として聞いていると論じた。（言語性精神運動幻覚）。その場合口を閉じさせると幻聴は止む。言語性精神運動幻覚が形を崩して、その経過の前半分だけが生起していれば、癖のように口を動かす独り言がみられるだろう。後半の（より本質的な）自己所属感の喪失、外部への定位が薄らげば、幻聴という形はなくなる。癖としか言いようがないにちがいない。

六　幻聴の問い方

統合失調症の人がじっと何かに聞き耳を立てているような様子をみせたり、話しかけても心ここにあらずといった様子で他のことに気を奪われているような時がある。先に述べた独語症状も幻聴の存在を疑わせる。そんな時、幻覚のあるなしをできれば知りたいと思う。とくにまだ診断が確定していない場合ではそうであるし、診断が終わっていても、病状の軽快、増悪とそれに応じる適切な薬物療法を検討する上で、幻覚のあるなしは時に知りたい情報である。

私はそのような時、端的に尋ねることにしている。私がよく用いる質問は、「空耳みたいなものが聞こえることがありますか?」や「人がいないのに声が聞こえることがある?」など。このような問いに対して、幻聴を体験している人はすっとわかって肯定してくれるのがふつうである。答えを渋ったり隠そうとしないのは、むしろ拍子抜けするほどである。おそらく幻聴症状に悩み、不審を抱き、不安がっているからであろう。それに反して、幻聴を体験したことのない人は、この単純でむきだしの質問の意味をよく理解できない。「え?」と聞き返す人が多い。何のことを尋ねられているのか、よくわからないのである。

この端的な問いに肯定の答えが返ってきた場合、すぐ追問して体験内容を確かめる必要がある。初めの質問が〝閉じた質問〟closed question だから、追問では〝開いた質問〟open question を用いて、最初の誘導的質問の弊害を修正しなくてはならない（第二部第五章参照）。たとえば、「聞こえるのは何時頃から？」とか、「どんな風に言ってくるの？」と問う。そのような開いた質問に患者が自発的に説明的答えを述べてくれれば、患者の体験が正しく明らかになる。

第六節　器質性精神障害の幻覚

症状精神病のせん妄時および器質性の認知障害（痴呆）状態で幻覚が生じる。また臨床的に重要な幻覚状態として、アルコールや覚せい剤など精神作用物質の急性あるいは慢性中毒の場合がある。それらのいわゆる器質性精神障害の幻覚には、統合失調症のそれと比較して次のような特徴がある。

幻覚のなかで幻視もしばしばみられる。アルコールせん妄では動物幻視が有名である。一方、アルコール幻覚症では幻聴が中心である。

器質性幻覚にも真性幻覚と仮性幻覚はある。実在性について正しく洞察があることが多いといわれるが、必ずしもそうではない。感覚性は一般に非常に強い。自我侵入性はふつう弱いが、脅迫的内容のことはある。最も周知なのは覚せい剤中毒の場合である。一方、アルコールせん妄の幻視は楽しく光景的で、小人が踊ったり美しい景色が廻り灯籠のように見えたりもする。患者は怖がらず、楽しいと言うこともある。

器質性精神障害の幻覚にはこのように統合失調症のそれと異なった特徴がいくつかあるが、常にではない。幻覚症状だけみたのでは区別できないことも稀ではない。覚せい剤中毒の時には、統合失調症の一級症状である対話性幻聴、患者を非難し命令しあるいは患者の行動を批判するような幻声がしばしばみられる。このようなことは器質性精神障害のなかでもとくに覚せい剤に際立った現象であって、だからこそ覚せい剤中毒が統合失調症の実験モデルに擬せられる。覚せい剤（メタンフェタミン〈ヒロポン〉）は生体アミンのアドレナリンに近い化学構造式をもつ。統合失調症のアドレナリン、ドパミン、セロトニン仮説の根拠の一つがここにある。

器質性精神障害と統合失調症の幻覚現象を比べる場合、最大の差異は前述した二重見当識であろう。器質性では患者は幻覚を経験している時には、その幻覚世界にすっかり浸りきっている。幻聴のある時まわりからの問いかけにはほとんど反応を示さないし、幻視を見ている時はふつうの視覚世界は消えている。患者は幻覚世界か現実世界のいずれか一方のなかにいる。時間的にこの間を行き来はするが、同時に並行して両方の世界を生きることはできない。幻覚が薄らいでいる時ですらそうである。

文献

・Jaspers K（内村祐之、西丸四方、島崎敏樹、岡田敬蔵訳『精神病理学總論』岩波書店、東京〈一九五三―五六〉）

・笠原　嘉、藤縄　昭：「妄想」現代精神医学大系3A、精神症状学Ⅰ、二三三―三三八ページ、中山書店、東京（一九七八）

・呉　秀三『精神病学集要』吐鳳堂、東京（一八九七）（復刻版・精神医学神経学古典刊行会、創造印刷、東京〈一九七四〉）

・中根　晃「幻覚」現代精神医学大系3A、精神症状学Ⅰ、一六七―二三二ページ、中山書店、東京（一九七八）

・中山道規、柏瀬宏隆「一級症状（Schneider K）の「幻聴」に関する解釈をめぐって」精神経誌、八四巻、七〇六―七〇九ページ（一九八二）

・西丸四方「『討論』への一つの応答、一級症状の対話性幻聴についての私見」精神経誌、八五巻、一〇九―一一一ページ（一九八三）

・大橋博司「精神症状学序論」現代精神医学大系3A、精神症状学Ⅰ、三―二三ページ、中山書店、東京（一九七八）

・岡田靖雄『日本精神科医療史』医学書院、東京（二〇〇二）

第三章　うつ

第一節　うつの概念

うつ、抑うつ、うつ病などの用語がきちんと定義されずに慣用されている。

「鬱」は漢語で、樹木が群がり茂るさまをいい、それから、気持が沈む、気がふさがるの意にも用いられてきた（角川大字源）。樹が茂って暗くじめじめし、先が見えないということであろう。憂鬱、抑鬱などの語もすでに漢時代に用いられていた。

今日わが国で、うつ、抑うつ、うつ病という言葉は、その時々で曖昧な使われ方をしている。欧米でもわが国同様、depression と一言でいわれるが、その意味はきちんと決まっていない。次の三通りに用いられている（レイ Leigh D *et al.*）。

⑴　感情の一様態として：すなわちうつ気分 depressive mood として。

⑵　一精神症候群として：すなわちうつ状態 depressive state として。うつ症候群 depressive

syndrome とも呼ばれる。わが国ではうつ症候群という表現より、うつ状態という言葉が好んで使われる。

(3) 精神障害の一つとして：すなわちうつ病 depressive illness として。

これら三者がいずれもその時々できちんと考えられずに、うつ、うつ病、depression という名称で語られ、記述されているのが現状である。

うつ気分はいわゆる正常心理のなかでもみられるし、病的にも現れる。不安の場合と同じである。正常なうつ気分とは、私たち誰でもが日常的に体験する気分である。人間感情の正常範囲での現象である。

正常なうつ気分に二種が区分できる。

(1) 何かいやなことがあれば、うつ気分になる。辛いこと、心配事、生活上の困難や人間関係での軋轢などがあると、気持は落ちこみゆううつになる。それが自然な感情反応である。全くそうならなければ、そのほうが問題である。そして大抵、しばらく経つと切実さが薄らぎ、思い直したり、あるいは他に良いことがあって、うつ気分は軽くなり消える。

(2) もう一種の正常のうつ気分は、シュナイダー Schneider K が「基底抑うつ」と名付けたものである。それは理由なく周期的におこる、私たちの気分水準の変動である。

自分がおかれている状況には特別何らの変化がないにもかかわらず、ある日は何となく気が重く愉しみが少なく、別の日は何となく気が軽く晴れ晴れしていることがある。この気分の変化は、生活が安定して毎日毎日が続いているような時に、朝なら朝のほぼ一定の時刻を決めて、自分の気分の明暗、軽重を静かに細かく振り返ってみるとわかる。気分の明暗、軽重といってもその差は小さく、生活活動を始めてしまえばわからなくなってしまう。そして、この気分の水準の上下は、数日～十数日続く。基底抑うつの概念には異論もあるが、私は自己体験から基底気分が変動することを確かなことと思っている。

うつ気分は病的な状態でもしばしば現れることはいうまでもない。しかしいわゆる正常なうつ気分と別に病的なうつ気分があるかどうかは、むずかしい問題である。臨床的にはうつ病の人のうつ気分と正常なうつ気分とを症状レベルでも区別している、としばしば思われているが、果してそうだろうか。それは、うつ状態としての相違ではないのか。この辺りは、なおよく症状学的にも整理できていないところだと思う。「正常なゆううつと病的なゆううつとは単に程度の違いではない、質的な違いがある、ということを精神医学は明らかにしてきた」という時（たとえば笠原嘉）、そのうつとはうつ気分というよりうつ状態（うつ症候群）でよくあてはまるだろうということ、および、基底抑うつが強くなって病的なうつ気分、うつ状態、うつ病になるのではないかと私は考えていること、の二点をここで言及しておきたい。

第二節　うつ気分―その自己表現

気分がうつになった時、主観的にその気持は次のように訴えられる。すなわちうつ気分の主観症状であり、自覚症状である。すべて日常語である。

憂うつ感：「ゆううつだ」「気が滅入る」「気持が落ちこむ」など。

悲哀感：「何となく悲しい」「わけもなく泣けてくる」など。

悲哀 sadness, Traurigkeit は欧米ではうつ気分の第一に挙げられる感情表現であるが、しかしわが国では「悲しい」という感情は、うつ気分として意外と少ない。うつ状態の人に「悲しいですか?」と尋ねると、一寸考えこむ人がかなりいる。日本語の「悲しい」というのは親しい人との死別の時に集中していてその気持にぴったりだが、欧米での sad, traurig より限定的に使われるようだ。うつ状態で泣く人は少ない。

寂寥感：「さみしい」「心細い」など。

孤独感、孤立感、無援感：「自分だけ世のなかから取り残されたような……」「ひとりぼっちの感じがしてさみしい」「一人でどうにもならない」など。

愉しみ感の喪失：「何をしても楽しくない」「好きなテレビを見ても面白くない」「子どもの相

手をしても愉しいという気がしない」など。

希望の喪失：「生きていく何の希望もない」「どうしたいという望みがない」など。

厭世感：「生きていてもつまらない」「世のなかがつまらない」「生きていく張り合いがない」「楽に死ねるなら死にたい」など。

絶望感：「もうだめだ」「何もかもおしまいだ」「いいことは何もない」など。

自殺願望：「死にたい」「もう死んだ方がましだ」など。

純粋なうつ気分では、不安は一般に弱い。しかし時に上記の感情に強い不安感が伴われることもある。また、焦躁感（いらいらした感じ、腹立たしいような気持）が強くみられることもあるが、そう多いわけではない。

右に列挙したように、うつ気分の自己表現がこれほど豊富であることは、注目すべきことである。不安に比べてこの万華鏡のような表現の多彩さは、何故であろう。うつ気分がわかりにくいから人によって別な言い方をするのではないだろう。うつ気分は誰にでも身近な日常的に経験している（その点は不安と同じだが）感情である。表現が多いのは、うつ気分は不安より分化した感情のためいろいろな局面、色彩を有しているからだろうか。あるいはうつ気分は不安に比べて容易に思考、意欲など精神機能全体を巻き込むために、自覚症状が多彩になるのだろうか。

第三節　うつ状態（うつ症候群）

うつ状態と呼ぶのは、感情面のうつ（うつ気分）と同時に思考や意欲の面でも機能低下がみられる状態である。いわゆる正常なうつ気分では感情面だけのうつが大部分を占め、生活上の困難などは生じないことがふつうだが、思考、意欲面にも強い低下がおこるうつ状態では日常生活に支障が生じる。

もちろんうつ状態では感情面のうつ（うつ気分）が中心である。それについては先に述べた。感情以外の思考、意欲面の主観症状（自己表現）と客観症状（行為面の変化）について以下に述べる。

一　思考、意欲面の主観症状

(一)　抑うつ思考の自己表現

うつ状態では思考の内容もうつ的なものとなり、患者はその苦悩をさまざまに訴える。

悲観：「もうだめだ」「よいことは何もない」など。

自信喪失：「私は駄目な人間だ」「よくなっても今の仕事などできない」「もう会社を辞めるしかない」「みんなについていけない」「元気な人が羨ましい」など。

無価値感：「私には何の価値もない」「生きる価値もない」など。
自責感、罪業感：「家族にも会社にも迷惑かけてすまない」「みんな心配してくれるのにそれに応えられず、私はだらしない」など。
後悔：「あの時決めておけばよかった」「私がちゃんとしておかなかったから、こうなってしまった」など。
心気症的：「胃がんではないか」「こんなに元気がないのは、体の悪い病気のせいだ」など。
希死念慮：「死にたい」「生きていてもしようがない」など。
思考力、記憶力の減退感：「考えが進まない」「頭が働かない」「考えがまとまらない」「ぼーっとしてしまう」「頭が悪くなった」「記憶力が落ちた」「忘れっぽい」「何をしても能率があがらない」「集中できない、本を読んでも字をみているだけで、意味がわからない」など。

これは思考内容がうつ的という部分も含んでいるが、より中心的なのは後で述べる思考制止（思考という精神活動自体の低下）に対する自覚である。したがってうつ的にそう感じるだけでなく、実際に思考、記憶力がうつ状態のために低下しているのである。

抑うつ的思考の最極端に抑うつ妄想がある。貧困妄想、心気性妄想、破滅妄想などである。不死妄想と呼ばれるのは、「自分は死ぬこともできない、永遠に生きて苦しまねばならない」という妄想である。稀なものだが、うつ病の高齢者などに時々みられる。不老不死は人間の叶わぬ夢といわれるけれども、実は死ねずに生き続けなければならないということは物凄い苦悩なのである。死は自然（あるいは神）が与えてくれている恵みである。生きることが苦悩を必然的に伴っているためであろう。

(二) 意欲低下の自己表現

意欲の低下をうつ状態の人は悩み続ける。意欲低下とはいうが、意欲のないことを苦しそうにではあっても熱心に訴えるうつ状態の人をみていると、無気力状態とは別の状態だとよくわかる。

億劫《おっくう》感‥「何をするのも億劫だ」「気力が出ない」「しなくてはいけないと思うのだが、やる気になれない」「朝、新聞を読む気がおこらない」（朝刊シンドローム）、「会社に出かけるのがひどく辛い」（出社拒否）、「何にも手がつかない」「好きなことをするのも億劫でできない」など。

億劫は仏教語でもとはオッコウ、劫は非常に大きい数の単位。その億倍という意味だから、気の遠くなるような長さ。囲碁でいう劫も、一つでも大変なのに億個あったら途方もない苦労の連続、とてもやる気がおこらない煩わしさである。

億劫感は日本人のうつ状態でよく訴えられる言葉である。先に述べた悲哀感などよりはるかにうつ状態の人の気持にぴったり合う表現なのであろう。患者自身が訴えない時でも、こちらから「億劫な感じ?」と尋ねると、大抵心から肯定してくれる。億劫という表現には身体面の機能低下も幾分含まれて用いられるが、やはり中心は体というより気持が億劫なのである。

決断力の減退感：「決断できない」「あれにしようか、これにしようか、迷って決められない」など。

興味、関心の喪失：「何に対しても興味がもてない」「関心が湧かない」「好奇心がおきない」「好きなこともやる気がおきない」「遊ぶこともできない」など。

「興味、関心の喪失」はうつ気分の「愉しみ感喪失」と重なるものだが、うつ状態にとって非常に重要な点である。うつ気分はあっても、好きなことには熱中できるとか、友人とドライブに行って愉しく遊びまわれるとかできるのは、うつ状態ではない。

これまで感情面、思考面、意欲面におけるうつ症状を別々に列記してきたが、これらの主観的症状の自己表現が常に感情、思考、意欲にきれいに分かれて述べられるわけではない。それは私がかなり恣意的に理解の便宜を求めて整理したに過ぎない。一つの自己表現が感情症状を表すものであったり、思考面の体験を含んでいたり、あるいは意欲のことを主に意味していることもある。また異なった表現が同じ内容を意味していることもある。その上もともと気分とも思考とも意欲ともいえない精神状態の表現もある。たとえば、億劫感は感情の様態でもあるし、意欲の異常でもある。常に簡単に分けられるものではない。

もう一つ、これら主観症状の自己表現には、日本のなかでも地方によって特徴ある言葉が沢山あることに注意を払いたい。不安もそうだろうが、うつを表す日常語には方言が山ほどあるだろう。しかもその意味するところが微妙に異なることも、また少なくないに違いない。

二　行動面でのうつ症状―客観症状

うつ状態においては、うつ気分を主として同時に思考、意欲面での抑うつがあって、それらの自覚症状について述べてきた。うつ状態では、感情、思考、意欲面の抑うつが行動面に現れる。すなわち客観症状、他覚症状である。

うつ気分の人はひとりでに表情がゆううつそうになり、笑顔が乏しく、元気のない顔つきとなる。表情に変化がなく、暗い。姿勢も活気なく肩をすぼめ、うなだれがちとなる。さらにうつ状態は、思考制止（思考抑制）、行動制止（行動抑制）となってその人の行動面に影響を及ぼす。思考にも行動にもブレーキがかかったようになる。

行動制止とは億劫で動けなくなり、生活上の活動が少なくなることである。買物に出るのも趣味のことをするのも億劫で、家にいてあまり何もせず、うつうつとしているといった状態は、明らかに行動の減少である。面接場面ではもっとミクロの行動に制止が観察される。すなわち患者の表情の乏しさ（うつ気分の表現として右に述べたが、同時に表情という動作の減少とも捉えられる）、歩き方や身の動かし方ものろく、活発さに乏しい。会話する時に手振り、身振りなど伴わない。話し声は小さく低く、話し方はゆっくりである。会話していて、自発的に発言することはあまりない。こちらが質問しても、答えてはくれるが短く終わる。「私はうつだ」と自ら言い、力強い発音で、手振りを加えて元気よく訴える状態は、うつ状態ではない。

思考制止は思考活動の停滞である。上記した会話場面での不活発さには、行動制止のみでなく当然思考制止も関与している。思考に集中できず、考えが進まず、頭が働かないから、会話も滑らかに進まない。言葉数は少なく、応答は短く、言い淀み、考えこむ。たとえば自分の悩みを、長々と次から次へと説明してくれるような状態は、うつ状態ではない。

行動制止、思考制止が著しく強くなった時、昏迷に至る。行動、応答が一切なくなる（第一部第六章参照）。

三　身体症状

うつ状態（うつ症候群）には身体症状も加わる。うつ気分を中心に精神機能全体が低下したうつ状態では、身体機能も多かれ少なかれ障害される。

易疲労性や倦怠感が時に訴えられる。しかし「体がだるい」「疲れる」と訴える人に、その倦怠感、疲労感が体そのものが主か、気持のほうが主かと問い返すと、気持の重さがより中心だと答えてくれることが多い。易疲労性、倦怠感といっても、身体疾患の時や激しい運動の後のそれとは違った感じを患者自身よく自覚している。よりしばしば訴えられる頭重、頭痛についても同様のことがいえる。「頭が痛い」と訴えるが、ズキズキ痛いのか、重いような感じかと問うと、「圧さえつけられるような感じだ」と修正する。身体の不全感、調子の悪さ、圧迫感など、感情とも絡んだ症状である。

睡眠障害はうつ状態にとって関連の強い症状である。入眠困難、中途覚醒、浅眠、早朝覚醒などがあるが、うつ状態では早朝覚醒がなかでは特徴的である。他方、うつ状態で過眠となる人も稀だがいる。

食欲低下とその結果の体重減少もうつ状態にしばしばみられる。また消化器症状としては胃部の不快感や便秘がよくある。口渇の訴えも多い。口渇にせよ便秘にせようつ状態でよくおこる自律神経症状が、抗うつ薬使用の前からあったことを確かめておく必要がある。

動悸、振戦も時にみられる。性欲も低下するが、この場合はうつ気分や意欲低下の部分現象なのか、それとも性欲自体の低下なのか。両方が関係していよう。

四　縦断的にみたうつ状態の諸特徴

これまでうつ状態の横断的な症状をみてきた。横断面的には同じうつ状態が、その時間的経過のなかでいくつかの違った特徴を示すことがある。

(一)　いったんうつ状態となった後の推移

二型がある。

a．一定の重さのうつ状態が何日間も何週間も続くことが多い。年余に及ぶこともある。そのうつ状態に大きな変動がない。もっとも、小さい変動は常にある。広く知られているように、日内変動といって朝から午前中が特に悪く夕方頃から少し気分が楽になるということはある。日によって少し楽だったりすることもある。しかし、その変動の幅は小さく、すっかり元気になってしまうというようなことはない。大体同じうつ状態が来る日も来る日も続く。

b．一方うつ状態が日により時により大きく変動する例もある。二、三日ゆううつで希死念慮に駆られ自室にふさぎ込んでいた後、次の日は家族とカラオケにいって愉しく歌って過ごした、というように、うつ状態とふつうに元気な時間とが入り混じる。もちろん本人にとってはうつ状態の苦悩が大きい。

うつ状態のなかで一時的にすっかり元気になるといった変動は、aタイプの治り際にも時々みられる。一週間のうち、ある日だけはもうすっかり治ったような元気な気持をもてた、と報告してくれる人は少なくない。こういうすっかり元気な時間が現れることは、長いaタイプのうつ状態が完全に治る良い兆候である。その時しかし、既にうつ状態は全体に非常に軽くなっていて、その変動幅は決して大きくはない。

aタイプとbタイプでは外界刺激への反応の仕方に大きな違いがある。aタイプは環境からの影響を受けにくい。うつ状態のなかにいる人に何か悪い知らせがあれば、さらにうつ状態が悪化するだろうと思われるが、そうでない。逆に良い出来事が新たにあっても、それによってうつ状態が軽快することもない。だからこのタイプのうつ状態は変動せずに来る日も来る日も続くのである。しかも、うつ状態が重症だからそうだというのではない。aタイプの軽いうつ状態でも、外からの影響を受けにくい。うつ状態は軽いまま同じように固定的に居座っている、という印象である。それに対して、bタイプではaタイプに比べてずっと外からの刺激に影響される。影響されてうつ状態が軽くなったり重くなったりする。このaタイプの特徴は、かつて内因性うつ病の特徴として指摘されていたものであるが（笠原嘉）、今日の臨床でもなおこの特徴をはっきりみることは決して稀ではない。

a、b両タイプの間には混合や中間型があって、後述するようにとくに近年区別困難な例が多くなったのは事実である。しかし経過を詳しくみることが、この問題を乗り越える鍵であろう。治療がこの両タイプの特徴を大きく変えたり崩したりすることはないように思う。

(二) うつ状態の始めと終わりの様子

うつ状態がある一つの心理的ショックに引き続いて始まることがある一方、何時とはなしに徐々に始まることもある。後者の場合、長く続く悩み事や強い心身の負荷のなかでうつ状態が少しずつはっきりしてくることもあるし、思い当たる理由なしに気分が落ちこんでくることもある。治り方にも、急速によくなる例と少しずつ薄紙をはがすようにゆっくりうつ状態が消えていく例とがある。二、三日のうちに突然うつ状態が治ったという場合は、また近く悪くなるのではと私は危惧する。

発病と治癒の急速と緩徐とに、一定の組合わせがあるわけではない。多いのは、発病も治癒も緩徐な例であるが、発病がゆっくりしている例で、治り方は急速ということもある。また治り方の緩急には抗うつ薬などの治療が影響するであろう。しかしその影響の大きさについて、厳密な臨床的研究が今後なされなければならないと思う。

第四節　「うつ病」概念の今日の混乱

症状学としてのうつは以上の記述でほぼ終わっている。うつ気分、うつ状態を正確に把握することを本書では目指しているのであるから、これまでの説明でそのことは大よそ果されている。ここでうつ depression という言葉の三番目の使い方である病気としてのうつ、つまりうつ病に話を拡げようとすると、困難な問題にぶつかる。それは、うつ病概念が今日ひどく混乱しているからである。

かつてわが国ではドイツ精神医学の影響のもとで、精神病を外因性（器質性）、心因性、内因性に分けて考えられてきた。うつ病も症候性（器質性）うつ病とともに、内因性うつ病、心因性（反応性）および神経症性うつ病に分類するのが一般であった。一方ドイツ語圏以外の欧米諸国では内因性概念の採用に積極的でなく、とくに米国精神医学は内因性概念に忌避的で、統合失調症も含めてすべての精神病を反応 reaction という考え方で理解しようとする傾向が強かった。二〇世紀後半になって世界的に内因性概念はますます影が薄くなった。日本、ドイツの精神病理

表1　ICD-10 精神および行動の障害にみられるうつ状態

症状性を含む器質性精神障害 ｛認知障害（痴呆）―抑うつを主とするもの ｛脳損傷、脳機能不全および身体疾患による他の精神障害 　―器質性うつ病性障害
精神作用物質使用による精神および行動の障害 　―主としてうつ病性精神病性症状のもの
統合失調症、統合失調症型障害および妄想性障害 　―統合失調症感情障害、うつ病型
気分（感情）障害 ｛躁うつ病 ｛うつ病エピソード ｛反復性うつ病性障害 ｛［持続性気分（感情）障害］―気分変調症
神経症性障害、ストレス関連障害および身体表現性障害 ｛［不安障害］―混合性不安抑うつ障害 ｛［重度ストレスへの反応および適応障害］ 　―適応障害｛短期抑うつ反応 　　　　　　｛遷延性抑うつ反応 　　　　　　｛混合性不安抑うつ反応

（『ICD-10 精神および行動の障害』をもとに作成）

学が、いわゆる内因性うつ病の成因に状況論を持ち込み、個体側条件と外界状況との関係について精緻な知見を示したことも、内因性と心因性（反応性）の距離を縮めた。

一九八〇年代以後の世界の潮流は、表面的には内因性、心因性の概念を完全に取り払った。その端的な現れがＩＣＤ-10（国際疾病分類第一〇版）であろう。そこではうつ病に関しては原因による分別をしておらず、症状と経過によってだけ分けられている。ＩＣＤ-

10に挙げられているうつ状態は表1のようである。一覧表として、必要なものに簡単な注釈を加えよう。

このうち躁うつ病、反復性うつ病はＩＣＤ-10では成因に触れないが、伝統的精神医学ではいわゆる内因性である。心因性に躁病になることは考えにくいし、また反復性にうつ状態になる例（とくに際立ったストレスがない場合）では内因性と考えるのが自然であろう。ストレス／脆弱性理論では、ストレスで一回病気になるとそれが脆弱性をつくり、次にまた僅かなストレスでも同じ病気になりやすくなると主張するが、その考えの適用にも限界があろうと思うのは私一人ではなかろう。うつ病エピソードの人（初回のうつ状態出現時）が内因性か反応性か決められないことが最近多くなったことは後で触れる。

気分変調症は、かつての抑うつ神経症（神経症性うつ病）および抑うつ人格障害が大よそこれにあたる。

不安障害のなかの混合性不安抑うつ障害にも、かつて神経症性うつ病と診断されたものの一部が含まれよう。適応障害のなかの遷延性抑うつ反応および混合性不安抑うつ反応は、はっきりしたストレスがあって生じた反応であるから、抑うつ反応あるいは心因性うつ病などとかつて診断された例がこれにあたる。

器質性やアルコール性のうつ状態は、ＩＣＤ-10でもきちんと分類されている。

ＩＣＤ-10（ＤＳＭ-Ⅳも基本的にこれに近い）によって古典的うつ病概念が取り壊され、わかりにくい分類と表記になった。わが国で、そのためもあってうつ病概念が一層混沌とした。

この混乱をさらに大きくしている事情がある。それは「うつ病」の増加である。今日わが国のみならず欧米工業国でうつ状態に悩む人が著しく増えている。産業構造の新しい変化、テクノストレスといわれるこれまでと質的に異なる心理負担の増加、競争至上主義の横行、それに加えて個人の孤立化の増強などが、その原因として議論されている。一八世紀産業革命の後イギリスでうつ病（メランコリー）が増加し、英国病 English vapours と呼ばれたことがあった（大橋博司）。今日の事情と比べていろいろな意味で興味深い。

その上、今日のうつ状態の人を面接していて、昔の考え方で内因性うつ病か心因性うつ病か鑑別しようと思っても、うまく決められない例が少なくないという事実がある。昔ならこの人は内因性うつ病と診断したか、それとも心因性とみなしたか、と考えながら診ていても、どちらとも決められないのである。そのようなうつ病が多いことは、消耗性うつ病（キールホルツ Kielholz P）や逃避型うつ病（広瀬徹也）などいろいろな概念が提案されていることにも反映されているであろう。ともかく、概念的、理論的な混沌だけでなく、現実のうつ現象自体が混然としている。というより、現実の現象に私たちの症状学が追いついていないというべきなのであろう。

わが国ではさらに、労働過重（過労）の問題がうつ状態の成因診断に深刻な困難を投げかけている。心身の過労によってうつ状態になることは確かであるが、それは過労がいわゆる内因性うつ病を誘発したのか、それとも心因性（反応性）うつ病なのか。あるいはそのような区別を、過労の結果のうつ状態に求めようとする考えが間違っているのか。これらの問いに、現在なお答えはない。

将来、内因性概念が再生するかどうかはまだわからない。いずれにせよ、今しばしば口にされるストレス／脆弱性理論も、個体側の脆弱性の理解がどのように進むか予断を許さない。わからないことばかりである。そういうなかで、現在私たちに求められているのは、症状学的に（経過も含めて）うつ状態をいくつかに区分できるかどうかである。医学の歴史をみると、疾患の分類が最終的には症状学以外の方法によって（解剖学的、微生物学的、生理・生化学的、あるいは遺伝生物学的に）確定されるのは事実だが、しかしその出発点、すなわち類似状態のなかから本来別のいくつかの疾患を識別する出発点は常に症状学にある。違いのある病態を発見し、異なる病気を想定するのは、まず症状学の役割である。

第五節　臨床上重要なうつ状態について

一　高齢者のうつ状態

高齢者にはよくうつ状態がみられる。高齢者のうつ状態には、不安、焦躁が強いこと、抑うつ思考が妄想にまで発展しやすいこと、などが特徴として指摘される。うつ気分や思考内容のうつは強いが、制止は弱い傾向がある。強い行動制止、思考制止の状態は認知障害（痴呆）に似る（仮性痴呆）。

高齢者のうつ状態は認知障害（痴呆）のある人にもない人にもおこる。認知障害（痴呆）のある人にうつ状態がおこると、すぐ脳の損傷に関係づけて考えられるが、認知障害（痴呆）のない人にもうつ状態は稀ならずおこるのだから、性急な結論には慎重であるべきだ。認知症（痴呆症）のなかでは、アルツハイマー病より血管性認知症の時、うつ状態がおこりやすいことは古くから知られてきた。高齢者がうつ状態になると、認知障害が進んだようにみえる。認知障害が全くない人のうつ状態が認知症と誤診されることさえある。介護、治療上、重大な違いであるから、症状診断はゆるがせにできない。

高齢者にうつ状態をみたら、服用している医薬品のチェックが不可欠である。今日のわが国では高齢者は多種類の医薬品を服用していることが多い。複数の身体専門科からいろいろな薬を処方されている。現在の医薬品は神経系に作用するものも多く、中枢性にも末梢性にも働くから、目標薬効以外に気分や意欲など精神機能に影響を与えるものが少なくない（薬物惹起性うつ病）。

二　境界性パーソナリティ障害の人のうつ気分

境界性パーソナリティ障害（ボーダーラインパーソナリティ障害）と呼ばれる一群の、とくに思春期の人たちがいる。彼／彼女たちは非常にしばしば強いうつ気分をもつ。極端に強い虚無感、絶望感、自己無価値感があり、稀ならずそのような感情が物心ついた時からとか、小学生の時からとかと本人はいう。その激情のあまり自傷行為や自殺企図が頻回におこる。その病態でのうつ状態は、変化が激しく、強いうつ状態から二、三日後には驚くほどの活動性を示して、友人との交流も積極的におこなう。自信欠如、悲観的であっても自責的でなく、他者への攻撃、非難があり、他罰的である。本人のうつ気分や思考制止などへの悩みは深いが、その間にも気の向いた一定のこと、たとえばパソコンに向き合って夢中で好きなことをするというような行動をやってのける。状況による感情変動が激しく、一寸した相手の言葉に強く傷つき、反応する。うつ状態が外界のことに影響されずに固定的に何週間も持続するということはふつうない。

三　アルコールとうつ状態

今日わが国でアルコール乱用を背景にもったうつ状態がしばしばある。日本の社会が飲酒習慣、酩酊状態に寛容だったため、表面に出ないアルコール問題が少なくない。うつ状態で相談に訪れる人でも、飲酒について自らほとんど報告してくれない。自分で気付いていないのである。また治療者のほうもアルコール問題の重要性の認識が不充分である。

アルコールうつ病という病気が、かっては精神医学の教科書には説明されていた。今日ではこの病名が使われることはあまりない。しかし、アルコール乱用でうつ状態がおこること、あるいは、うつ病が飲酒によって治りにくくなり、または悪化させられている例は私たちの周囲に決して稀ではない。飲酒すれば酩酊によって気分は軽くなり、制止もとれる。しかしアルコールの麻痺作用は一時的であって、長期的には神経細胞の活動を抑制する。ますますうつ状態を強める。

うつ状態の人に飲酒、とくに大量飲酒は禁物である。

アルコールに関連するうつ状態が、そうでないうつ状態と症状学的に区別できるかどうか、答えるのはむずかしい。焦躁感が強く不機嫌（怒りの感情）が多いといえるかもしれないが、面接場面で鑑別はできないであろう。飲酒行動を正確に知るより仕方ない。

うつと飲酒に関しては別な関係もある。うつ状態になったためにそれから逃がれようと飲酒に走る場合がある。アルコールをうつ状態の薬にしようとするわけである。そして急速に酒量が増え、数か月の内にアルコール依存症的になる例さえ時々ある。辛いうつ状態からの救いを求めてアルコールに頼る気持は責められないが、しかし決してそれがうつ状態に良い結果をもたらさないことを、本人も周囲の人もしっかり認識しなくてはいけない。

文献

- 広瀬徹也『抑うつ症候群』金剛出版、東京（一九八六）
- 笠原　嘉「不安・ゆううつ・無気力―正常と異常の境界―」岩波講座：精神の科学3、精神の危機、岩波書店、東京（一九八二）
- 山田俊雄ほか編『角川大字源』角川書店、東京（一九九一）
- Kielholz P, Hole G: Erschöpfungsdepression. In: Müller C(eds). Lexikon der Psychiatrie. 2nd edition. 175-176, Springer, Berlin (1986)
- Leigh D, Pare CMB, Marks J: A Concise Encyclopaedia of Psychiatry. Univ. Park Press, Baltimore (1977)
- 大橋博司「精神症状学序論」現代精神医学大系3A、精神症状学I、三―一三ページ、中山書店、東京（一九七八）
- Schneider K: Klinische Psychopathologie. 9 Aufl. Thieme, Stuttgart (1971)
- World Health Organization: The ICD-10 Classification of Mental and Behavioural Disorders: Clinical descriptions and diagnostic guidelines. WHO, Geneva (1992)／(融　道男ほか監訳)『ＩＣＤ-10 精神および行動の障害―臨床記述と診断ガイドライン―』新訂版、医学書院、東京（二〇〇五）

第四章　不安

序節　人間と不安

不安 anxiety はうつ気分と並んで最もよくみられる感情様態である。日常的にも私たちがしばしば体験するありふれた感情であり、また病的心理状態においても最も主要な感情である。

　不安という言葉は、漢語で古くから用いられてきた日常語である。広く使われており、その意味するところはとくに定義されずとも正確に人々に理解されている。論語に「居所不レ安」とあり、「安らかでない」「安定していない」気持をいう。「将来が不安だ」「経済の動向には不安材料が多い」など、日常会話でもマスメディアでも毎日のように用いられる。不安は苦しみ、悩み、怯え、心配などの言葉とも重なっている。あるいは同じ意味に使われる。このような事情は欧米語でも同様で、たとえば英語で anxious, unsafe, unsecure, uneasy, unassuring など同類語が沢山ある。

不安は人間に特徴的な感情である。動物心理学的にみて、人間特有とはいえないにしても、優れて人間らしい感情である。一般に精神現象は何であれ多少とも人間的であるけれども、感情のなかで不安はとくにそうである。不安は人間が自由意志をもつようになって生じた。人間が未来を考える力を持つようになって、同時に不安を知るようになった。「不安は自由の可能性にほかならない」（キェルケゴール Kierkegaard SA）。シュナイダー Schneider K は人間存在にはそもそも不安が具わっていると言い、それを原不安と呼んだ。彼によれば、人間は本来不安をもっているのであって、「不安がないことのほうが説明を要する」事態であると述べた、

発達心理学的に不安がみられるのは何歳頃からかについて、明確な答はむずかしい。心理学、特に精神分析学では、乳幼児期から分離不安について議論される。乳幼児期に既に不安感情の芽生えはあろうが、それは不快感とも区別のつかない未分化な感情であろう。成人期にみられるような不安は、一〇歳前後からみられるようになると考えられている。

また一方、不安の動物モデルと称されるものがある。たとえば、床からの電気ショックを用いた恐怖条件付けストレスで、立ちすくみ、不動 freezing を示すマウスを不安のモデルとみなす。このような行動をとる動物は恐怖、不安、不快などをひっくるめた未分化なネガティブな感情状態にあるのは事実だろうが、それ以上ではなかろう。

第一節　不安の概念

一　症状としての不安

症状としての不安とはすなわち臨床的に問題となる不安ということであり、病的不安といってもよい。いわゆる正常心理のなかで日常的におこる不安と病的不安との違いは、次の三点のいずれかにある。

(1)　量的な異常：不安の強さが尋常でなく激しい。
(2)　持続が異常：とくに長く続く。
(3)　質的な異常：不安の性質が日常的なそれと異なる特別な色彩をもっている。後記する妄想気分と結びついた不安を指す。

このような違いのために、その不安はその人の生活を乱し、ひいては臨床的に治療、援助が求められる対象となる。

二　不安と恐怖

対象のある場合を恐怖 fear といい、対象のない場合を不安と呼ぶ、と説明されることが多い。精神医学で、対象の一定していない不安神経症に対して、恐怖症というグループがとりあげられており、広場――、対人――、密閉恐怖など多くの恐怖症がある。

しかし考えてみると、不安には一定の対象がないというが、たとえばテストに合格するかどうか不安でたまらなかったり、留守中に泥棒に入られていないか不安に思う。この場合弱い恐怖を不安と呼ぶようにも解されるが、単に強弱だけの問題ではない。恐怖症といわれている異常心理ではその中心に常に不安がある。私はしたがって、不安と恐怖とを並立的に分けるのは事実に合わないと考える。不安感情のなかでとくに対象が常に一定しているような場合、その不安を恐怖と呼ぶ、と理解するほうがいい。

三　パニックについて

近年パニックという用語が広く使われている。かつては恐慌状態などと呼ばれていたものである。強い不安状態に急激に陥り、数十分、数時間で嵐のように通り過ぎる。不安発作ともいう。ＩＣＤ-10（国際疾病分類第一〇版）は次のように簡潔にパニック状態を表現している。

「動悸、胸痛、窒息感、めまいおよび非現実感（離人感あるいは現実感喪失）が突発し、ほとんど必ず死、自制心の喪失あるいは発狂への二次的な恐怖が存在する。」

パニックは今日わが国では思春期の女性に多い。突然の発症、身体の苦悩を強く訴えるから、周囲の人は狼狽し、救急車で病院に運ぶ。データによっては、身体救急センターの患者数の一〇%もが、パニック状態の人と自殺未遂の人で占められるといわれる。パニックが本人にとって苦しいのは事実だが、ふつう身体的生命の危険はない。

不安が極度に強い時は、意識状態も変化し、もうろう状態にさえなるが、今日のわが国でそれまでに至るケースは稀である。パニックの間のことはほぼ記憶されているのがふつうである。「憶えていない」という場合は、解離障害（ヒステリー性健忘）、あるいはパニックではない何らかの器質性の発作を慎重に検討しなくてはならなくなる。

四　不安と自律神経系

不安感情と自律神経系の関係は密接である。ある程度以上の不安状態にある時、必ず自律神経症状が伴われる。血圧上昇、発汗、動悸、顔面紅潮／蒼白、尿意や便意、鳥肌立ちなど。不随意な律動的の筋運動であるふるえは自律神経症状とはいえないが、しばしば強くみられる。自律神経症状は不安に限らず、怒り、不快、悲しみ、喜びなど感情が強く動く時にふつうおこる。

感情（情動）と自律神経系の関係について、一〇〇年以上も前に興味ある論議がなされた。ジェームス－ランゲの情動理論 James-Lange's theory of emotion（一八八四／五年）である。（ジェームス James W は米国心理学の開祖といわれる人である）。当時ふつうに考えられていた説は、外からの刺激を認知して感情がまず生じる。次いでその感情の結果身体反応（行動あるいは自律神

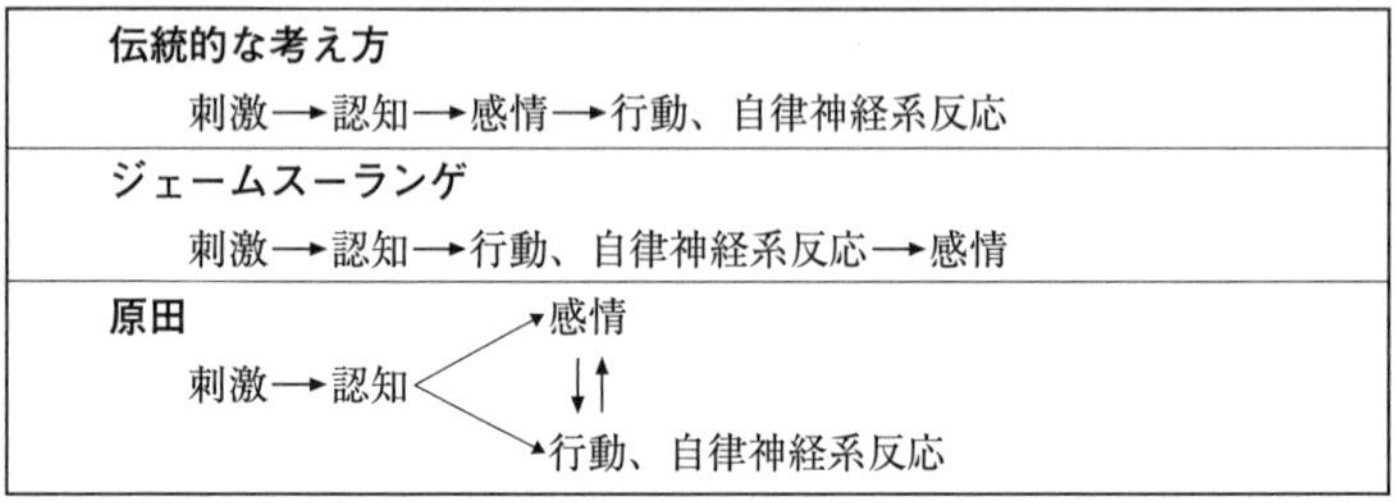

図1　感情生起と自律神経症状との関係

経症状）が引き起こされる、というものである。それに対してジェームスとランゲは、刺激を認知した後、次におこるのは身体的（行動的あるいは自律神経系）反応であり、その結果情動が動くのだ、と主張した。感情の末梢起源説ともいわれる。不安だから動悸がするのではない、動悸がするから不安になるのだ、悲しいから泣くというより、泣けてくるから悲しくなるのだ、という論法である。私にはその両方の場合があると思える。すなわち、刺激が認知され、そこで感情も生起するし同時に行動や自律神経反応もおこる。そして感情と身体反応とは相互に強め合い、影響し合う、と（図1）。

この一九世紀の議論は厳密には今もなお結着していない。情動の末梢起源説は今日も時々話題となる。たとえば抗不安薬が世に出た頃、その抗不安効果について、自律神経興奮を抑制するのが一次的で、そのため不安が軽減されるのだという仮説があった。またパニックをおこす人では心臓機能障害（僧帽弁逸脱）が原因として重視されるべきだ、という主張もなされた。

第二節　不安の診断

不安の診断は以下の三点に焦点をあてて調べれば、それほど困難なく可能である。

一　不安の訴え──自覚症状

不安は何よりも本人によって訴えられる。本人の苦しみ、悩み、不快が強いから、本人がそれを言葉で話してくれる。はじめにも述べたように、不安はありふれた感情様態であり、日常語をもって容易に表現できるし、それは聞く側にも正確に伝えられる。端的に「私は不安だ」「不安でたまらない」と訴えられることが最も多い。その気持をもう少し聞かせて欲しいと言うと、「何か気がかりで落着かない感じ」「心がもやもやしている」「いらいらする」「落着かない」「緊張していて、気持がゆったりしない」「何かこわいような、心配なような」「胸が締め付けられるような感じ」「圧迫されるようで苦しい」など、さまざまに述べられる。

しかし不安を強く自覚していても訴えない場合がある。一人で我慢し耐えている人もいるし、また話しても理解してもらえないと思って語ろうとしない場合もある。後者は統合失調症で多いが、どちらの場合も信頼関係の上に立った上手な聞き方が必要となる。

二　表出―行動上への不安の現れ

不安は表情、姿態、話しぶり、振舞など広義の行動にひとりでに現れてくる。不安を抱いている人の様子は、私たちにおおよそみてとれる。喜んでいる人、悲しんでいる人が傍らにいてわかるように、不安に陥っている人は私たちにそれとわかる。ただ本人が意図的に演技的に不安を隠そうとした場合には、気付けないこともある。その場合、不安とともに、敢えて隠そうとする心理状態をも問題にしなくてはならない。

不安の行動面への表出が文化結合的であることは充分知っていたほうがよい。不安に限らず、悲しみも喜びもそうだが、感情表出の微妙な違いは、しばしば異文化間で誤解のもととなる。わが国の多くの臨床場面ではそのような配慮はほとんどしなくてすむから、相手の感情の細かいところまで充分に読み取れるありがたさがある。むしろそのため、容易さに流されて、かえって感情把握の努力が鈍る危険を自戒すべきであろう。

三　身体症状―自律神経症状

不安の強い時に身体のなかでも自律神経系に多彩な症状が出ることは既述した。一方、不安の時、不眠、食欲低下は意外と少ない。生じても一時的のことが多い。これはうつ気分の場合と大きく異なる。

	フロイト	小此木	笠原	原田
日常的不安	現実不安	分離不安	感情としての不安	
神経症	神経症性不安			神経症性不安
統合失調症		被害的不安	現存在不安	統合失調症性不安

図2　不安の分類

第三節　不安の分類

一　不安分類の四例

多くの人が不安の種類を論じている。ここで四人の分類をわかりやすく図示する。

精神分析学を創ったフロイト Freud S は現実不安と神経症性不安を分けた。小此木啓吾の分離不安、被害的不安という二分は、かつて一九八〇年頃信州大学で特別講演をされた時のものである。笠原嘉はずっと早く一九六四年の論文で、「感情としての不安」と現存在不安の二種に分けて論じた。私は次に述べるような形で、病的不安を二種に分ける。フロイトと並べるのは大変烏滸がましいが、わかりやすくするため図にした（図2）。

二　二種の不安

私は臨床上、不安を二種に分ける。臨床上というのは、日常の不安は臨床的に問題にならないからそれを別にして、という意味である。病的不安といってもよい。

㈠ 神経症性不安

その性質は日常の不安と同じである。量的な差、持続の違いに過ぎない。日常的な不安と神経症性不安との間に境界はない。漸次移行的である。生活にはっきりした支障が生じるかどうかが、一つの目安である。同じ強さでかつ持続も同様の不安を抱きながら、生活上の支障を全く示さない人と、強い支障を来たす人とがあろう。その場合、不安に対する耐性、対処能力などパーソナリティに関わる差が大きく関係しているだろう。いずれにせよ、日常の不安と神経症性不安の違いは程度の差である。

神経症性不安は強い自律神経症状を伴うのが一般である。そして「苦しい」「辛い」と言って周囲に自分の苦悩をわかってもらいたいと繰り返し訴える。助けてほしいと自ら積極的に治療、援助を求める。なかにはしかし、訴えながら引きこもり、周囲からの援助を受入れようとしない場合もある。頑固な強迫神経症、社会恐怖症の青年で、明白に神経症性不安なのに治療関係がつくりにくい例が稀にいる。母親など世話をしてくれる一、二の人だけには苦しみを訴え続けながら。

神経症性不安の大きな特徴の一つは、その不安の強い時と弱い時との落差が著しいことである。何時間かの間に不安は一〇〇から〇の間を変化する。パニックが一、二時間後にすっかり静まり、

表1　神経症性不安と統合失調症性不安の比較

	神経症性不安	統合失調症性不安
日常的不安との関係	同質—連続性	異質
妄想気分との関係	なし	あり
自律神経症状	＋＋	＋〜−
周囲へ自ら訴える傾向	強い	弱い—なし
不安の変動幅	大きい	小さい
有効な向精神薬	抗不安薬	抗精神病薬

元気に朗らかになることは珍しくない。パニック以外の神経症性不安でもそうである。もちろん、強迫神経症などで四六時中強い不安が変動なく持続することはある。しかし多くの神経症性不安は、時々の強い不安の間はそれを忘れたように好きなことに熱中して過ごせる。

神経症性不安には抗不安薬が効く。もっとも強迫神経症や恐怖症で抗不安薬の通常量では効果がみられない例もある。

㈡　統合失調症性不安（精神病性不安）

神経症性不安との違いを表に示した（表1）。

統合失調症性不安は日常的な不安および神経症性不安と質的に異なる。そのことは不安に絡む心理内容を患者から聞くとわかる。統合失調症の人の不安は、次に述べる妄想気分と分かちがたく結びついている。すなわち、非日常的、超世俗的、非現世的な不安、危機感である。自分の存在自体を脅かすような不安感であり、自我侵害感を伴いやすい。存在不安、現存在不安などとも呼ばれる所以である。

自律神経症状は神経症性不安に比べてはるかに弱い。不安自体は非常に強いのに自律神経系があまり動かないというのは、不思議なことである。統合失調症性不安は神経症性不安とは違う感情水準の出来事なのであろう。身体からより遠い、極度に精神的感情の面での異常といえるのかもしれない（身体感情、精神感情については第二部第一章参照）。

統合失調症性不安は本人から積極的に訴えられることが少ない。その不安の特殊性、非日常性、非現世性を本人がよくわかっていて、「話しても理解されない」「助けてもらえない」と思い込んでいるのであろう。しかし最近では自ら不安を訴えて外来に相談にくる若い統合失調症初発の人が稀でない。統合失調症の軽症化と関係するのか、心理相談の閾が低くなったためだろうか。抗精神病薬がよく効く。服薬二、三日後に不安が驚くほど軽減することも珍しくない。

神経症性不安と統合失調症性不安という二種の不安は、その強弱とは無関係である。それぞれに強い不安から弱い不安まである。妄想気分と結び付いている不安のほうがすべて深刻そうに思われるが、必ずしもそうではない。軽い統合失調症性不安も多いし、非常に深刻な神経症性不安もある。また治りやすいかどうかも関係ない。治りにくい神経症性不安もあるし、治りやすい統合失調症性不安もある。

神経症性不安が増悪して統合失調症性不安になるのではない。この間に移行があるという考え方が精神分析学派ではかつて強かった。私は、この両者はそう簡単に移行し合うことはないと考えている。もちろん統合失調症の人が神経症状態になることはある。いわば合併症としてである。

三　うつ病の不安

うつ病の際の不安にはそれといった特徴がない。不思議なことである。うつ病の人にも不安はあるが、うつ気分が強く、不安という感情としてはっきりとり出せないのがふつうである。うつ病の人に不安がはっきりあれば、それはうつ病の人の神経症性不安のことが多いだろう。

ただし、うつ病で焦燥感、いらいら感が強いことはある。精神運動性興奮に近いとさえいえるこの焦燥感が、うつ病の不安の特徴なのかもしれない。

第四節　妄想気分

一　妄想気分 delusional mood という症状

妄想気分は気分（感情）の異常というより妄想のなかで述べるべき症状である。妄想気分は妄想の一種であり、「妄想観念なき妄想」といわれる。本書では異例を承知で不安の章で述べる。

妄想気分と呼ばれる症状は次のようなものである。「周囲が何かおかしい、不気味だ」「ただならぬ感じがする」「何かがこれまでと違っている」「何か特別だ」「自分もまわりもどうも様子が変だ」「世界が変わった」「何かわからないが、大変なことがおこりそうだ」「世界が破滅してしまいそうな感じがする」などなど。ある人はこう語った：「何かまわりの雰囲気がおかしく感じます。全体がざわめいている、不気味な感じがします。不吉な予感というか、周囲の様子が今までと違う。何かが変わった、何かおこりそうです。」
怯え、脅威、不気味感に満たされ、怪しい感じ、外界の変貌、自己の変化感などと結び付いて、強い不安が生じている。言葉で説明できるようなはっきりした思考内容はないが、何か尋常でない、この世のこととは思えない不可思議な変貌が感じとられる。

例　統合失調症　三七歳　女性

統合失調症の幻覚妄想状態が抗精神病薬でいったん解消し病識も出てきて、かつての思い誤りを妄想だったと自ら言う状態。

「昨日からまた少し不安感が出ました。マンションの下の階の人が、私に嫌がらせをしているという妄想があった時と、妄想なしの同じ厭な気分なんです……。」

妄想はないが、妄想があった時と同じ不安な気分だと自分から巧みな説明をしてくれた。妄想気分の一つの正確な表現である。

妄想気分はひどく苦しい、こわい体験であり、その時の不安は患者に耐え難い苦悩を与える。しかし反対に、至福、恍惚感に彩られる妄想気分も非常に稀にはある。

二　妄想気分の臨床的意義

妄想気分がみられるのは、通常、統合失調症の発病前駆期ないしは発病初期である。統合失調症の早期診断に重要な手がかりとなる症状である。妄想気分を正しく把握することは、早期診断、早期治療につながる。妄想気分は少量の抗精神病薬でよく治るから、早期診断の価値は高い。

妄想気分はまた統合失調症の初発段階のみでなく、いったん治った統合失調症状態が再び悪化する時にもみられる。さらに、治療によって妄想状態からの回復時期に、最軽微な妄想状態とでもいうような形で、似た訴えを聞くこともある。

妄想気分と妄想の関係について二説がある。一つは、妄想気分から妄想が生まれる、つまり妄想気分は妄想の母体であり前段階である、という考え方である。ヤスパース Jaspers K などがその代表である。他の一つは、妄想気分と妄想とは特に関係はない、つまり妄想形成に妄想気分が不可欠ではない、という考え方。シュナイダーがその代表の一人である。臨床の実際では、妄想気分がまず現われ、次いで妄想状態に入っていくことがよくある。しかし一方シュナイダーのいうように、妄想気分のまま推移することも稀ではない。ヤスパースとシュナイダーの考え方にそう大きな隔たりをみなくてもよいと私は思う。

文献

- Freud S（懸田克躬訳『精神分析学入門』中央公論社、東京〈一九六一〉）
- Jaspers K（内村祐之、西丸四方、島崎敏樹、岡田敬蔵訳『精神病理学總論』岩波書店、東京〈一九五三―五六〉）
- 笠原　嘉「精神分裂病者の不安について」精神分析研究、一〇巻五号、二二一―二六ページ（一九六四）
- Schneider K: Klinische Psychopathologie. 9 Aufl. Thieme, Stuttgart（1971）
- World Health Organization: The ICD-10 Classification of Mental and Behavioural Disorders: Clinical descriptions and diagnostic guidelines. WHO, Geneva（1992）／（融　道男ほか監訳）『ＩＣＤ-10 精神および行動の障害―臨床記述と診断ガイドライン―』新訂版、医学書院、東京（二〇〇五）

〔James W および Lang C の理論について〕

- Robbins TW, Cooper PJ: Psychology for Medicine. Edward Arnold, London（1988）

第五章　思路の障害

第一節　概観

一　思路とは

思路という言葉は、今日おそらく精神医学以外ではほとんど用いられていない。初めて聞く人にとって耳慣れない言葉であるが、もともとは古い漢語である。思考の筋道、思考の進み方、考えの流れというほどの意味である。ドイツ精神医学でいう Gedankengang がすなわち思路 thinking process, flow of thinking である。

思路の障害は思考障害の一種である。思考障害は、思考内容の障害と思考形式の障害に分けられる。思考内容の障害とは、すなわち妄想である。「私は天皇である」という発言は、形式論理学的には異常を含まず、正しい文言である。したがってその意味は相手にそのまま正確に理解される。ただその内容が誤っているのである。それに対して、思考形式の障害は思考の組み立て方、進み方に異常がある。述べられた文言が、文言として整然としておらず、あるいは文言と文言の間のつながり具合が不完全であって、全体の意味内容がよくわからなくなってしまう。それがすなわち「思路障害」である。

思路の障害を精神医学的に最も早く、かつ注目してとりあげ指摘したのは、おそらく一八五二年のスネルSnell Lである。スネルは、統合失調症（クレペリンの早発性痴呆）という概念が生まれる半世紀も前に、その精神病理学にそれとは知らずに最も迫っていた、と後に評価された臨床観察重視の精神科医であった（原田憲一）。

思路の障害はどちらかといえば精神症状のなかで地味なものである。とくに軽度のものは見落されやすい。しかしそれはヤスパースJaspers Kもいうように「病的精神生活の主観的現象ではなく、精神機能の障害の結果外に表出された客観的現象」である。妄想、幻覚や自我障害、さらに不安、抑うつなど主要な精神症状がより多く主観的症状であるのに対して、思路障害は客観的である。だから、軽微でもそれとして把握できなくてはならないし、また把握すればその病的診断の意義は大きいといえる。

二　思考と言語

思考あるいは思路を問題にする時、言語を無視しては考えられない。私たちが臨床である人の思考や思路をとりあげる時、それはふつう言語を介しており、言語のうえに表れている。思考と言語の関係については、哲学、心理学、言語学、人類学など多くの学問分野でいろいろな議論がなされてきた（前田利男）。思考と言語について、大きく二つの考え方がある。

一つは、思考を言語よりも広い精神機能とみなす立場である。フロイト Freud S もその一人だが、思考は前意識的な構造にも直接関係しているし、また言語だけでなく画像的表象をも含んでいるという。表象を含んでいるから、思考は曖昧で浮動的で非論理的でさえある。それに対して、思考と言語は同じだとする主張がある。たとえばメルロ-ポンティ Merleau-Ponty M がその代表だが、彼は思考と言葉は相互に重なっていて無意識過程に直接担われており、その点思考と言語に何ら差はないという。

これらのむずかしい議論はあるが、私たちが臨床的にある人の思路について考える時はその人が語り、あるいは記述する言語が素材である。その限りでは思考すなわち言語という立場に立つことになる。もちろん、絵画や音楽なども一種の思考表現であり、それはそれで精神機能の判断に重要な意味をもつ客観的精神現象であるが、思路を判断するには全く不向きな表現様式といわざるをえない。したがって、ここではとりあげないでよい。

なお思考に関して、観念、表象などの語がほとんど同義的に広く用いられる。いろいろ議論しなくてはならないのだが、本書ではこれらの語を厳密に区別せず用いる。

三　思路障害の種類

臨床的にいくつかの思路障害のタイプが区別されている。思考奔逸、思考制止、滅裂思考（連合弛緩）、思考途絶、迂遠思考、保続など。

本書では滅裂思考をやや詳しく述べ、思考奔逸と迂遠思考について簡単に触れる。

第二節　滅裂思考

一　支離と滅裂

二〇世紀前半にドイツ語圏精神医学では、思路がすっかり混乱してしまう状態を Zerfahrenheit（滅裂）と Inkohaerenz（支離あるいは散乱）の二種に区別して議論された。ブロイラー Bleuler Eがその代表の一人だが、彼によれば Zerfahrenheit では、言葉と言葉、あるいは文と文の間の意味の連関が歪み、奇妙で、不自然であり、言葉の意味がふつうの意味からずれて用いられていたり、時には全く別な意味に用いられたりする。それに対して、Inkohaerenz は意味の連関自体が全くなく、テーマが分断されていて、突然意味なく別のテーマに移ったりして、文全体がまとまった意味をもたなくなる。統合失調症ではその両方の思路障害がみられるし、器質性精神障害では後者のみがみられるという。

今日この支離滅裂をめぐる二種の区別は厳密に議論されなくなった。区別されずにまとめて滅裂思考と呼び、英語では incoherence という。統合失調症を精神病理学的に研究する時、滅裂思考のなかの統合失調症性特徴は今後とも論究に値するテーマであることに疑いはないが、本書ではこの問題にはこれ以上立ち入らない。

二　滅裂思考 incoherence の特徴

滅裂思考の例を挙げる。

例一　統合失調症　四五歳　男性

「私は天皇陛下の私生児でございます。私が天皇陛下だということは役場の帳簿に載っております。陛下は私の家から出られ、私の兄が天皇陛下でございます。」（前田利男）

この例では、一つひとつの文言は文法的、形式論理的に破綻は全くない。それぞれが正しく文章を構成しており、その意味するところはそのまま正確に私たちに伝わる。しかし三つの文章全体をみると、論理的に明らかに矛盾している。私が天皇の子であるといったり、私自身が天皇であるといったり、さらに私の兄が天皇だといったりしている。その点でこの思考は滅裂である。

例二　老年期認知症（痴呆症）七三歳　女性

（今困ることは?）「今困ること?……親に頼んでおいて親がああでもねえ、こうでもねえっていうと、ぢゃどうなるだか、こうやるだか、話に乗ってくれて……わあわあやるけど、あんまりおどけたほどお前どうしたって言ってくんねえから、ボツボツやるさ。」

何を言おうとしているのか、全くわからない。名詞が少なく、代名詞や動詞、助詞が多く用いられ、文言の切りがない。主語、述語がきちんとある一つの文に構成されていない。典型的な滅裂思考である。このような思考と、失語のあるタイプ（語義失語、超皮質性失語）などとの区別は時に非常にむずかしい。

例三　統合失調症　三六歳　男性

「父と母が面会にきて……話す必要もないでしょう。……母が好き……母が怖い……母、……お菓子、せんべい、テレビ、……テレビは嫌いだ……電波がくる……雨かな?……雨……友だちの声……気持ちよい、……お母さん、……おや何かな……。」（前田利男）

この例でも、何を伝えようとしているのか聞くほうにはよくわからない。急に何か意味があるような句（「テレビは嫌いだ、……電波がくる」など）が出てくることもあるが、すぐテーマは別のほうに移り、全体として何のことかこちらには理解できない。単語が意味上の関連なく（あるのかもしれないが、ともかくわからない！）並べ立てられたりもする。言葉のサラダというに近い。

滅裂思考の特徴は次のようにまとめられる。語と語の間、あるいは句と句の間、あるいは文と文の間の意味連関が欠けている。意味連関があるように推測できる時でも、不自然で奇妙である。聞くほうが努力しないと理解しにくい。話の展開という形ではなく、テーマが唐突に別のテーマに移る。ある一つの言葉が日常私たちが用いている意味からずれた意味で用いられることがある。時には全く新しい珍奇な言葉を造って語る人もいる（造語、言語新作）。論理的に矛盾した内容が一つの思考のなかに述べられる。文法的な誤りもある。主語（日本語では省かれることは多いが、日常会話ではそれでも充分に相互にコミュニケートできる）や述語がはっきりしない。つまりしっかりした文言にならない。滅裂思考の最強度の段階では、言葉が個々ばらばらに使われ、単語の無意味な羅列になってしまう（言葉のサラダ）。

要するに滅裂した思考は何を意味しているのかわからない。何を言おうとして話しているのか理解できない。コミュニケーションの用を果たしていないことになる。滅裂思考で私が不思議に思うことは、それを語っている患者が、自分の考えが相手に伝わっていないという事実に気づかないことである。思考という精神機能が全人間的なものであるということなのだろうか。それとも思考を（同一人の）思考が評価するということは、本来できないということなのだろうか。ヤスパースがつとに指摘しているが、滅裂思考についての患者自身の体験描写がほとんどない。

三　連合弛緩 loosing of thought, loose association

滅裂思考の軽度のものをとくに連合弛緩あるいは観念連合弛緩と呼ぶことが多い。ここでもその慣習にならう。ただ逆にいえば、連合弛緩が強くなって意味連関がズタズタになったのが滅裂思考であり、それらはひとつながりのものである。滅裂思考といい連合弛緩といい、要するに弛緩の程度の差である。ブロイラーは連合弛緩を滅裂思考全体（軽重を問わず）の心理的本質とした。

観念連合という考え方は、一九～二〇世紀転回期に全盛だった連合心理学の概念であり、連合心理学では思考のみならずすべての精神機能の構成を連合過程によって説明しようとした。その影響を受けて、当時まさに隆盛期に向っていた現代精神医学が精神病の思路の異常を理解しようとしたのである。ウェルニッケ Wernicke C やフロイトらもその推進者である。

例一　統合失調症　二三歳　女性

「父が憎らしくて……父が客をたくさん呼ぶんです……テレビがうすくしか映らないんです。」（客とテレビとどういう関係があるの?）「古い映像が出てきたりして……。」（客がくるのでみたいテレビがみられなくなるということ?）「そうそう、そうです!」（そうですか?と念を押すと）「CDも古いのがこわれてしまって……。」

この例では大よそのテーマの輪郭はわかるし、困っていることの内容もおぼろげにわかるように思われるが、やはり正確なところは理解できない。滅裂といっていい。

例二　内分泌疾患（Cushing 病）二五歳　女性

「今日とても暑いの。あの部屋の窓開けられないから。それからね、さっきから体が変わってきちゃってね、足がジーンときたの。やはり体が大事だからね、おとなしくしてました。しかしあんまり暑いからね、さっき仕様がないから、三〇度もあるっていうから、こっちは風がひどくて開けられないでしょ?」

暑くて病室生活が辛いことをしきりに訴えている。その内容はほぼわかる。ただ全体のまとまりがわるい。時々テーマがわずかだがずれる。

例三　統合失調症　二八歳　男性

会社の仕事の話をしていて。(仕事はうまくいってるの?)「人が休んでいて仕事になることもあって……。ミスがあるから、自分の仕事が後回しになることもありますね。」

おそらく「同僚が休んだため自分の仕事が多くなった。失敗もあるし、本来の自分の仕事がなかなかはかどらない」ということを言おうとしていると推測できるが、話を聞いていてもうひとつ意味の流れがはっきりしない。言葉足らず、あるいは説明不足といってもよいような思考のまとまりの悪さが明らかである。言葉と言葉、句と句の間の意味上の連なりがしっかりしていない。

例四　統合失調症　十八歳　男性

二週間前から向精神薬の服用関始。（薬のんで、何か困ったことありましたか？）「薬で眠かったですね。」（薬のむ前と違うの？）「前にのまなかった時は食欲がなくなって…。」

質問に対する答えがちぐはぐになる。こちらの質問を正確に理解しなかったためかもしれないが、このような質問、応答間のズレが非常にしばしばみられるのは異常である。質問の理解がふつうになされていると仮定すれば、答える人の思考に意味連関の弛緩があり、脱線がある。

四　滅裂思考、連合弛緩をめぐるいくつかの臨床例考察

ここに挙げた数例にみられたような連合弛緩（軽い滅裂思考）は日常臨床でしばしばみられる。それが強い場合は誰にでもその異常性はすぐにわかるが、軽い場合には見逃されることも多い。連合弛緩をめぐるいくつかの問題について以下述べる。

(1)　連合弛緩はいわゆる健常者でもしばしばみられる。日常の会話のなかでも講義や講演のなかでも、意味連関がルーズになり、きちんとしたまとまりのある話にならないことは、珍しくない。不注意による誤りもあるし、言葉の取り違えもある。焦って話の先を急いだりする時、しばしば連合弛緩が表に出る。自分の話を録音してそれを再生してみると、いかに自分の話が時に非論理的であったり、考えの流れが順序立っていなかったりすることに、恥ずかしくなるほどであ

る。それでも日常生活においては大抵の場合会話は成立して進んでいく。聞くほうが適宜推測して話し手の誤りや不足を補正することも多いのであろう。もう一つ、日常の連合弛緩は、話し手が気付いて自ら修正したり、繰り返すことによって相手の理解を求める工夫をしたりして、コミュニケーションそのものを壊さないようにしている。

ともあれ、私たちは日常の言語生活のなかで連合弛緩をしばしば曝け出している。時々のそれは病的ではない。

(2) 連合弛緩は精神機能の障害を見つけるのに鋭敏な指標である。というと、連合弛緩が健常者にもしばしばみられるといった前述のことと矛盾しているが、ともにそのとおりなのである。つまり連合弛緩は面接していて見つけやすい症状である。心理臨床は言葉によってその人の心を知ろうとするわけだから、絶えず相手の話に耳を傾けている。だから、相手の思路の様子を細かく判断できる位置に常にいる。思路の障害を正確に知るのは、傾聴のなかでとくにその可能性が高まる。

(3) 思路の様子をみることによって、その人の精神状態全体の動きを知ることができる。病状が安定しているか、あるいは良い方向に向っているか悪い方向に動いているかを、思路の良し悪しでしばしば判定できる。面接時会話のなかで、二週間前にはみられなかった連合弛緩が今回みられるようなら、精神状態はこの二週間で悪いほうに動いたと断じていい。反対に二週間前にみられた連合弛緩が今回はほとんどみられないなら、状態全体は良くなっていると判定できる。

ただし、逆は真ならずである。すなわち連合弛緩の面で変化がないなら病状全体に変化がないとはいえない。病状が悪い方向に動いていても、思路の上に常に悪化があるとは限らないからである。

(4) 連合弛緩は軽い意識障害判定の一指標でもある。器質性精神障害が疑われる例で、他に明瞭な意識障害の症状がみあたらない場合でも、連合弛緩(思考のまとまりの悪さ)が把握できれば、意識が軽く障害されていると判断できる(第八章第四節参照)。認知障害(痴呆)でも思路は障害されるが、非常に軽い認知症の場合、日常会話の範囲においてはっきり連合弛緩をみることはふつうない。

(5) 連合弛緩に疾患特異性をあまり強調するのは臨床的ではない。連合弛緩(滅裂思考の軽いものも重度のものも含めて論じているが)に疾患特異性があるかどうか、端的にいえば統合失調症の際の思路障害と器質性精神障害の時のそれとの間に違いがあるかどうかについて、ブロイラーをはじめとするドイツ精神医学の意見については先に触れた。そして今日その違いがあまり問題にされないこともそこで述べた。問題が全く残されていないわけではないが、私は連合弛緩の疾患特異性を現実にはあまり重視できないと考えている。確かにこの思路障害は統合失調症のものだと思わせる特徴的な観念連合の弛緩がある。意味連関があるようなないような、奇妙な連関をもちながら全体としてまとまっていないといった連合弛緩は、器質性精神障害よりはるかに統合失調症でみられる。

しかし、そのような特徴をとくに示さない統合失調症の連合弛緩もまた多い。思路の障害だけで、統合失調症と器質性精神病を鑑別することはできないといわざるをえない。疾患の診断は他の精神症状を併せて総合的になされるべきである。

(6) 思路の障害は可逆性の高い機能性障害である。連合弛緩が一時的にひどくても、治療によりあるいは病気の自然の経過により、数日、数週の間に消えてしまう。また一面接の時間の間でも、連合弛緩が目立って現れたり、かと思うときちんとまとまりある思考を示したりする。話のテーマも思路に強く影響を与えるだろう。

連合弛緩は観念連合の緊密さが欠けるという欠落症状である。欠落症状は一般には治りにくい、固定的なものと考えられやすい。しかし思路の障害における連合弛緩はそうでない。イギリスのクロウ Crow TJ は統合失調症の症状を陽性症状（産出性でかつ可逆的、機能的）と陰性症状（欠落性、非可逆的、器質性）に分け、思路の障害を前者に加えたが、そのことは私にとって斬新であった。

一方でしかし、慢性統合失調症の人でかなり目立つ連合弛緩が他の陰性症状とともに、頑固に固定的にみられる事実も稀ならず経験する。

この問題はなお詳しく検討されなくてはならないと思う。

第三節　思考奔逸

思考奔逸 flight of thought は躁病の時に典型的にみられる。躁気分とともに思考面でも制止（抑制）がとれて、思路に異常が生じる。観念が次から次へとほとばしりでて、話題は次から次へ移り、拡がっていく。しばしば思考の目的がわからなくなる。内容の関連や単なる発音の類似による連なり（音連合）で思路が進む。発語衝動が亢進しており、早口で多弁である。愉しくて明るい。

例　躁病　三五歳　女性

宗教の話をしていて。「千代の君という方が処女懐妊して三人の子を産んだのです。千代の君っていうのはね、千代に八千代にっていうのは歌にありますよね、ちょっと歌いますよ（国歌を嗄れた声で歌う）……その千代の君（のどが渇いたといって水を飲む）、先生のどが渇くのは糖尿病とちがうでしょうか、水をがぶがぶ飲むんです……水はミネラルウォーターがいいですね。家のミネラルウォーターはすごいですよ。あの井戸があるでしょう。私がうつ病の時とびこんだ井戸。私は綿入れの着物を着ていたんで、水に沈もうとしてもぐーと浮き上がってしまってね。そこを家のおばあさんに見つかって助けてもらって……。だけどそのおばあさんに何の恩返しもしなくてね、ほんとに昔の人はいいことを言っています。『孝行をしたいころには親はなし』ってね。この間も昔女学校で家政を習った先生の御兄弟にお会いしたんですね、先生はお元気ですかって聞いたら、去年なくなったっていうんです。あんないい先生がね。もっと悪い人、極悪人なんか死ぬんならね。そういう人はまた悪いことをしますよ、『三つ子の魂百まで』ってね。」（大熊輝雄）

第四節　迂遠思考

迂遠思考 circumstantial thought とはまわりくどい思路の流れである。思考の目標は保たれており、説明しようとしているテーマはしっかり見据えられているのだが、目標に到達するまでの説明が細部にまで入りこんで、必要以上に長く詳しい。観念連合は弛緩の反対で、粘着的、固執的である。適度な詳しさで要点をつかんで、適切にまとまった思考にならない。

性格的に几帳面で真面目で細かいこともゆるがせにできない人は、迂遠思考になりがちである。またてんかんの人や器質性人格障害でも時々みられる。

例　てんかん　五四歳　男性

（駅から自宅まではどう行けばよいですか？）「駅をおりて北口に出ます。そうするとすぐ左側に交番があり、その前にポストがあります。交番の二、三軒先にタバコ屋がありますから、そのタバコ屋の前を右に曲がります。左の角はコンビニです。最近できたばかりです。去年までは洋品屋さんだったんですが、つぶれましてね。左に曲がるとすぐ踏切に出ますが、そっちへ行けば反対方向になります。右に曲がってください。五〇メートルくらい進みます。途中、コーヒー店やカメラ屋、花屋さんが右側にあり、左側にはパーマ屋さんが二軒もあります。一軒は夜遅くまで開いている店です。その前をずっと曲がらずに進んできてください。道がその商店街の終わりで三叉路になりますから、左のほうに行きます。三叉路の角は金物屋です。カネヨシという金物屋です。右のほうをまわっても私の家の方にでられますけど、遠回りになりますから、左へ進んだほうがいいです……。」

文献

- Bleuler E: Lehrbuch der Psychiatrie. 15 Aufl.（neubearb. von Bleuler M）Springer, Berlin（1983）
- Crow TJ: Molecular Pathology of schizophrenia: more than one disease process? Brit Med J 280: 66-68（1980）
- 原田憲一「ドイツ精神医学の誕生―一九世紀プレクレペリンの一〇〇年―」精神医学史研究、一巻、三六―四五ページ（一九九八）
- Jaspers K（内村祐之、西丸四方、島崎敏樹、岡田敬蔵訳『精神病理学總論』岩波書店、東京〈一九五三―五六〉）
- 前田利男「言語と思考の異常」現代精神医学大系３Ａ、精神症状学Ｉ、三三九―三八三ページ、中山書店、東京（一九七八）
- 大熊輝雄『現代臨床精神医学』第八版、金原出版、東京（二〇〇〇）

第六章　昏迷──精神運動性障害について

第一節　昏迷の臨床像

一　昏迷の典型例

近年、昏迷状態は減少した。精神医療でも心理臨床の場でも、昏迷に出合うことは稀であろう。まずその典型例を提示することから始めよう。

例　緊張病性昏迷　二三歳　女性

専門学校卒業後ずっと家にいる。もともとおとなしく内気な性質。一か月前から次第に家族とも話をしなくなった。テレビも見なくなった。時々ひとりで笑っていたり、夜中に大声で「バカヤロー」と叫んだりした。また、長い時間、自室で立ったまま、じっとしているのを母親は何回か見た。心配して母親が病院に連れてきた。

［診察室での様子＝現在症］

静かに入室するが、椅子を勧めても腰かけない。立ったままじっとしている。表情の動きはなく、ぼんやりしている感じ。やや暗い。少し不安そうに見える。

椅子に坐るよう、肩に手をおいて促すとゆっくり坐る。斜め横を向いて、壁のほうに目をやって、視線を動かさない。何かを凝視している風ではなく、ただ心ここにあらずといった感じで、じっとしている。

「どうしたの？」「何かつらいことがあるのか？」などとあれこれ尋ねても、一言も答えてくれない。全く反応を示さない。表情も動かない。「頭、痛い？」「こわいことがあるの？」と閉じた質問形 closed question で質問しても応答しない。身振りを使っての答えもない。じっとしたまま。一度、質問に対して、唇をわずかに動かし、何か喋りそうにしたがすぐ止まってしまった。

「目を閉じて下さい」「手を見せて下さい」と指示しても従わない。姿勢に動きはない。瞬きは少ないがある。血圧を測るべく、袖をまくりあげ、マンシェットを上腕に巻く。こちら側の作業にとくに反抗的ではない。されるままになっている。

筋肉注射をする時、一寸痛そうに顔をしかめたが、無言。はっきりした拒絶はない。片腕を持って水平の位置まで挙げ、そのままこちらが手を離すと、患者の腕はしばらくそのままの姿勢をとり続ける。

この状態は、ハロペリドール（十五ミリグラム／日）服用一週間後には見違えるように改善した。すなわち、質問に対して短いながらきちんと答え、表情も動き、照れたような苦笑を示したりするようになった。この時、一週間前の面接時のこと（母親が喋った内容、注射されたこと、など）を正確に記憶していることが確認された。

二　昏迷の臨床特徴

昏迷は一つの症状というより、特徴的なまとまりをもった状態像あるいは症候群というべきである。

ヤスパース Jaspers K は昏迷を次のように簡潔に述べた。「患者が運動制止の状態で、一言も発せず、心的現象の了解可能な徴候を示すことなく、自己と関係をもとうとするすべての試みに向かって無反応にとどまっているといった状態。」

これをもう少し具体的に示すと次の五つの標識にまとめられる。

(1)　自発的な運動がない。動かない。じっとしている。姿勢、表情に動きがない（常同姿勢）。すなわち無動 akinesia である。躯幹や四肢の筋肉は硬く緊張していることもあるし、弛緩していることもある。発語がない（緘黙 mutism）。受動的にとらせられた姿勢を、そのまましばらくじっと保ち続ける（カタレプシー catalepsy、蝋屈症）。

(2)　意志の発動（発動性）がみられない。ぼんやりしていて、欲動の表出がない（無欲状 apathy）。精神活動の徴候は何もみられない。

(3)　身体生理的な行為、たとえば摂食、排泄などもしない。空腹なはずなのに、目の前に食膳を出しても、自ら食べようとしない。口に入れてやっても、咀嚼もせず嚥下もしようとしない。口のなかに食物を入れたままじっとしている。トイレにも行こうとしない。痛覚に対しても無反応。

(4)　こちらからの働きかけに反応せず、返答もない。いろいろ質問しても答えない。

(5) ぼんやりしている。放心状態あるいは夢のなかにいるような、忘我的な、恍惚境にいるような感じにみえる。

以上の特徴は昏迷の強度の場合である。臨床の実際では、上記の特徴がすべて揃っていないものや、程度が弱く不完全である場合がずっと多い。たとえば、強く呼べばゆっくり少しこちらを向くことがある、ボソボソとわずかに答えることもある、食事も口に入れてやるとゆっくり飲み込む、トイレに誘導すると排尿する、痛覚に対してわずかに反応を示す、など。このような軽度の昏迷を亜昏迷という。

昏迷の臨床的特徴で最も重要なものとして「意識障害がなくて……」という条件がある。これについては次に詳しく考察する。

第二節　昏迷の概念

一　用語 stupor をめぐって

ラテン語の stupeo は「圧倒的な衝撃を受けて、気絶あるいは聾にさせられ、あるいは茫乎とさせられる」の意味であるという。

昏迷という言葉は「心乱れ惑うこと」の意味で、中国で古くから使われた。江戸時代わが国で昏迷は医学用語として用いられたが、廣川桂州の「病名彙解」（一六八六年）には、「人平居疾苦なくたちまち死人の如く身動揺せず、目閉口噤ぐ……」とある（岡田靖雄）。今日私たちのいう昏迷と同じかどうか必ずしも判然としないが、似た状態を指していたと推測できる。西欧精神医学の stupor に昏迷の語をあてたのは明治以後のことである。

もともとこのような例外状態において、意識も変化しているかどうか常に議論されてきた。人は強い身体的、心理的衝撃を受けると、立ちすくみ、体がこわばり、あるいは力が抜けて動けなくなる。感覚が麻痺して、失神する。昔から大地震や強い恐怖体験の時、「腰が抜けて動けなくなる」とか「声も出ない」「頭のなかが真っ白になって、どうしたらよいかわからなくなる」ことが知られていた。このような状態は、ＩＣＤ-10（国際疾病分類第一〇版）の急性ストレス反応の解説のなかにその主要症状の一つとして挙げられている daze（眩惑）と同じである。

この状態の時、一体意識は障害されているというべきかどうか。動けない、頭のなかが真っ白で思考も決断もできない、というのであるから、精神活動すなわち広義の意識活動に支障が生じていることはいうまでもない。その意味では意識は障害されているといえる。しかしこのような放心状態と、器質性、症状性精神障害の主要症状である意識障害（せん妄）とが、やはり本質的に違うと誰でもが知っている。精神状態の基礎である脳の機能水準全体の低下、すなわち昏睡に連なる意識混濁は今日せん妄と呼ばれるが、それと昏迷とは大抵の場合容易に区別できる。脳波をみると、この両者の脳の機能状態の違いが客観的に示される。たとえ失神していても、昏睡の脳波とは全く異なる。しかしそれでもなお、昏迷とせん妄の境界領域には臨床的に区別できない例があることも事実である。

二　stupor（英）とStupor（独）

ドイツ精神医学ではヤスパースにみられるように、昏迷の臨床的特徴は「意識は醒めていながら」なのである、と定義される。ドイツの多くの精神医学教科書や医学辞典でも、昏迷は意識の障害なしに発動性、精神活動の表出および運動が止まった状態とはっきり記してある。

それに対して、英米（フランスも同様）の精神医学では、意識障害について杓子定規にあるとかないとか割り切ることをしなかった。その結果、二つの使い方がされるようになった。一つは主に神経学領域でそうなのだが、昏迷とは意識障害の一型を意味する。すなわち軽度ないし中等度の意識混濁とともに、とくに刺激に対する反応が乏しい状態を指す。その一方、英米の精神医学でもドイツでの昏迷と同じく、はっきり意識障害のない無反応の状態に対して用いられることもある（たとえばレイ Leigh D *et al.*）。

といっても、ドイツ精神医学でも昏迷の意識障害について、いつもきっぱり意識清明であると主張しているわけではない。たとえばブロイラー Bleuler E の教科書をみると、昏迷の定義として「意識障害なしに」とはっきり書いてある一方、他のところではそれに矛盾するような記述もある。すなわち意識障害の章で「もうろう状態でも昏迷を示すことがある」と。またてんかん大発作後のもうろう状態をてんかん性昏迷と名付けている。器質性精神病でも昏迷状態を示すことは稀ではない、との記述もある。

このようなことから考えると、ドイツ語圏でも英語圏でも、昏迷について別にそう隔たった理解をしているわけではない（英語圏の神経学領域の用法は、意識障害の一型ということだから一応異なるけれども）。精神医学ではドイツでも英米でも、昏迷という病像を次のように捉えていると考えてよい。すなわち、意識障害（狭義）があるかないかはともかく、「刺激への反応、自発的運動が極端に減っている状態であり、それに比して外界の知覚、認知は格段によく保たれている状態」である。いうならば、インプットは比較的良く保たれているのに、アウトプットが極度に悪い。ふつう意識障害ではアウトプットもインプットもともに同じように障害される。もちろん、昏迷のその時点では、知覚、認知が良く保たれているかどうか判定できない。昏迷から脱した後で、その間のことを患者が良く記憶していることから、わかることである。

第三節　「精神運動性」概念とその障害

一　ウエルニッケ Wernicke C の精神運動性要素

精神運動性 psychomotility, Psychomotorik という言葉は今日古びている。敢えていえば既に死語に類する。しかし今日でもなお側頭葉てんかんの症状を精神運動性発作と呼ぶし、意欲や発動性の障害を精神運動性概念を用いて議論する。

周知のように精神運動性概念はウェルニッケに由来する（内村祐之）。一九世紀後半に神経学や失語症理論が盛んになるなかで、彼は精神機能をも脳局在論と反射弓の考えによって理解しようとした。すなわち、精神感覚性から精神内界性を介して精神運動性と連なる伝導路を、精神反射弓と名付けた。その反射弓の後半部分の故障で現れる精神現象が、精神運動性症状ということになる。統合失調症の人が示す症状に精神運動性障害が多いことを、ツット Zutt J は言及したが、緊張病にみられる不可思議で奇妙な症状を、二〇世紀前半の精神医学は〝精神運動性〟の観点でまとめるのがふつうであった（大原貢）。

二　意欲と精神運動性

意欲およびそれに類縁の心理学用語は沢山ある。人間の精神機能を知情意に三分するのは古めかしいが、しかし現在でもそのわかりやすさが失われているわけではない。知情意の「意」は、知（認知、思考）と情（感情、情動）に比べて心理学的に捉えにくい精神機能とされてきた。「意」に関する言葉として、意欲、意志、意思、欲動、衝動、発動性、自発性などいろいろある。人によって異なって定義されて用いられ、あるいは特別に定義されずに曖昧に使用される。欧米語でも事情は同様である。drive, urge, will, Trieb, Antrieb, Wille, pulsion, tendence, volonté などが、互いに明確に区別されずに用いられている。

ともあれ、この「意」領域は行動にその姿を現す。行動から逆にその人の意志、意欲を推察せざるをえないことが多い。この意味で「意」領域と精神運動性要素とは結びついており、「意」領域のいろいろな異常を理解、説明するために精神運動性概念が用いられる。

「意」領域の用語のうち、ここでは意欲に焦点を合わせる。これにもいろいろな定義や考え方がある。意志とほぼ同義に用いられるし、また欲動に近い意味で、当為（なすべきこと、人間として要請される行為）に対立して用いられることもある。私は大原貢と同じく「欲動 drive と意志 will」をまとめて意欲と呼ぶことにする。この意味の意欲に相当する適当な単語は欧米にはないようである。欲動は drive, Trieb であるし、意志は will, Wille でぴったり合うが、この両者を包みこむような日本語の意欲は、欧米語にあてはめにくい。volition, Wollen という語もあるが適切かどうか。私がここでいう意欲はほぼ［意志＋欲動］で、ちょうど漢字の組合せからいっても誂えたようである。欲動は低次の、本能に近い意欲であり、意志は高次で、意識的で、「選択と決断を含む」（ヤスパース）意欲である。欲動と意志についてシュナイダー Schneider K は次のようにいったが、多くの人がなるほどと納得する内容だろう。「純粋に欲動的（triebhaft）な人間はいまだ人間でなく、純粋に意志的（bewusst）な人間はもはや人間ではない。」この二者の間に私たち人間は揺れ動いているのである。

意欲はそれが運動に表出されて意味をもつ。他人に関係が生じ、社会性を有するようになる。意欲はいうならば、精神運動性要素とほぼ重なるといってよい。ウェルニッケによる機械論上の精神運動性要素は、心理学的にいえば「意欲と行動」と言い換えることができる。

昏迷の理解にウェルニッケの理論は有用である。すなわち昏迷は、精神感覚性要素は良く保たれていて、精神運動性要素のみが障害されていると説明できる、精神内界性要素がどうなっているかは後に触れる。言い換えれば、意欲（意志と欲動）と運動が強く減少している状態といえる。

三　精神運動性障害

精神運動性の異常には機能亢進と機能低下がある（ウェルニッケ）。機能亢進はすなわち興奮である。精神運動性興奮は多動状態としてみられる。緊張病性興奮、躁病性興奮で典型的である。アルコールその他薬物の酩酊時におこることもある。多弁となり、走りまわり、叫び、泣きあるいは笑う。いっときもじっとしておらず、不眠でおちつかない。緊張病の時にみられる常同運動、歪顔、口尖らせ運動、衝動行動なども、精神運動性の興奮症状とみなされる。

逆に精神運動性の機能停止が昏迷である。運動が極端に少なくなる。しかしこの時に、精神内界も機能低下しているかどうかは、次に論じるように一概にいえない。

第四節　ふたたび昏迷について

一　昏迷の心的内界

昏迷は外面的行動面では無動、無反応という一定の特徴をもっているのだが、その心的内界の様相についてはよくわからない。内面がわからないからこそ、外面の特徴によって一つの症状群として取扱われているのであって、その無動無言の患者が心のなかでどんな主観的体験をしているのか、不明である。昏迷の時の精神内界が空虚かどうか一概にいえない。放心状態でぼんやりしている様子から容易に推察できるように、意識活動がほとんどないこともあるが、また逆に活発な精神活動が心のなかで動いていることもある。昏迷が治ったあと、患者にあの時どうだったのか尋ねると、それがよくわかる。何もなかったという人もいるし、幻覚、妄想などを質問に応じて答えてくれる人もいる。不安や恐怖を昏迷状態のなかで感じていることも少なくない。

昏迷はしたがって、その精神内界についていえば制止、停止とは限らない。興奮している場合もある。ただその精神内界の興奮が、精神運動性要素の異常のために外への表出を遮断されているのである。体を硬くして四肢の筋肉が硬直していたり、時に拒絶症をかいま見せたりする昏迷があるが、そのような症状は内的な興奮を示しているとみなせる。

昏迷を昏迷として把握することは臨床上大切なことである。というのは、昏迷のことを知らないと、昏迷状態に出会った時、目前の精神状態を一体どう受けとめたらよいのか大変戸惑ってしまう。全く話してくれないし全く反応がないので、どうしたらよいのか途方にくれてしまう。一体どうこの人に対応したらよいのか、わからない。こちらが茫然としてしまうといってよい。昏迷ということが頭に浮かばないと、あまりにも非日常的で不思議な現象なので、皆目見当がつかず、何の手がかりもつかめない不安心な気持にさせられてしまう。一体これは何なのだろうと戸惑うばかりである。そういう時、「昏迷ではないか」と思いつくと、一挙に霧が晴れたように相手が見えてくる。その目で特徴を整理し、昏迷かどうか、そして昏迷として定型的でないところはどこか、などが検討できるようになる。こちらの困惑や不安心が消え、落着いて相手の状態を見守れるようになる。

近年、昏迷に出合うことが稀になったから、出合った時の治療者側の困惑、戸惑いは一層大きい。昏迷を私たちがつい忘れているのである。思いつかないのである。目の前に不思議な見慣れない、どう捉えてよいか困惑するような精神状態をみたら、昏迷ではないかという問いを自らに問うこと。いったん昏迷に思い至ると、あと、すーっと事態の理解が拡がる、という経験を私は最近時々している。

二　昏迷が現れる諸病態

統合失調症の緊張病性昏迷のことは前述した。うつ病性昏迷は制止の強い状態で運動が全く止まってしまうことがある。うつ病やうつ状態は最近わが国でその頻度が増しているが、しかしうつ病性昏迷はほとんどみられない。数十年前より稀である。今日のわが国の臨床の場でむしろ多くみられるのは、ヒステリー性昏迷と器質性精神病者の昏迷であろう。

ヒステリー性昏迷とは、転換性（解離性）障害の一型として昏迷状態を示す人たち、とくに思春期の女性たちの場合である。いわゆる境界性パーソナリティ障害の人たちにも稀ならずみられる。面接の最中に、話題やこちらの発言に誘発されて、突然放心状態になり、無言、無動となる。数十秒、数分してすーっと元に戻ることが多い。その間のことを尋ねると、「わからない」「今自分がどうなっていたか、憶えていない」と大雑把にいうけれども、具体的にその間周囲でおこった個々の出来事について知っているかどうか問うと、おおよそわかっているのがふつうである。心因性の失神、心因性健忘、多重人格などと組み合わさって、心因性の昏迷がおこる。時にパニック障害と結び付いて現れることもある。

ヒステリー性昏迷よりはずっと稀であるが、今日の精神科臨床で問題になる昏迷がある。それは器質性精神障害と関係する。内分泌疾患（たとえば甲状腺機能低下症）や脳疾患（たとえば非定型のウイルス性髄膜炎）の時に昏迷状態が臨床病像の中心を占めることがある。これまで元気で過ごしてきた中年や退行期の人が、ある時からかなり急に「様子がおかしく」なる。活発さがなくなり、仕事がのろくなり、ぼんやりしている。次第に昏迷状となる。このような状態で家族に連れられて診察や相談にくるが、面接しても統合失調症や気分障害ではなく、かといって、はっきりしたせん妄（意識障害）や認知障害（痴呆）でもない。検査によって内分泌に軽い異常が証明されたり、脊髄液に軽度の炎症所見がみられたりする。診断、治療の重大な岐路である。

しかしさらに難しい問題がその先にある。入院し精査によって器質性精神病がいったんは疑われるのだが、結局それと確定診断できないまま、治ってしまう例がある。要するに、軽い身体異常所見はあったけれども、精神症状がそのためかどうか決定できず、抗精神病薬による治療で昏迷から脱するという例がある。非定型の精神病も非定型の器質性精神病も、このような確定診断困難なグループのなかに入っているのであろう。そこに共通している精神症状の一つが、昏迷—亜昏迷である。今日の臨床で、数は多くないが、このような昏迷の例があることは注意を要する。

最後に、私自身はほとんど経験ないが、ブロイラーは教科書で昏迷の次の例を記述している。それは生来性の知的障害者と正常に発達中の子どもにおこる昏迷のことである。ともに、情動を強く揺する事件のあと、彼らに一過性の昏迷が生じることは珍しくないという。知的障害者や子どもと関わりをもつ立場にいる人たちには、必要な知識であろう。

文献

- Bleuler E: Lehrbuch der Psychiatrie. 15 Aufl.（neubearb. von Bleuler M）Springer, Berlin（1983）
- Jaspers K（内村祐之、西丸四方、島崎敏樹、岡田敬蔵訳『精神病理学總論』岩波書店、東京〈一九五三―五六〉）
- Leigh D, Pare CMB, Marks J: A Concise Encyclopaedia of Psychiatry. Univ. Park Press, Baltimore（1977）
- 岡田靖雄『日本精神科医療史』医学書院、東京（二〇〇二）
- 大原　貢「精神運動障害」現代精神医学大系３A、精神症状学Ⅰ、三八五―四一八、中山書店、東京（一九七八）
- Schneider K: Klinische Psychopathologie. 9 Aufl. Thieme, Stuttgart（1971）
- 内村祐之『精神医学の基本問題』医学書院、東京（一九七二）
- Wernicke C von: Lehrbuch der Gehirnkrankheiten für Aerzte und Studierende. Bd I,II,III. Verlag von Theodor Fischer, Kassel（1881/83）
- World Health Organization: The ICD-10 Classification of Mental and Behavioural Disorders: Clinical descriptions and diagnostic guidelines. WHO, Geneva（1992）／（融　道男ほか監訳）『ＩＣＤ-10 精神および行動の障害―臨床記述と診断ガイドライン―』新訂版、医学書院、東京（二〇〇五）

第七章　離人と「させられ」体験──自我意識の障害

第一節　離人

一　離人、離人感、離人症、離人体験 depersonalization

「離人」という言葉は三浦百重が一九三七（昭和一二）年に、一九世紀末以後ヨーロッパ精神医学で用いられてきた depersonalization の訳語として造語したものである（木村敏）。同じ頃、精神神経学会の用語統一委員会では、「離情」の語が考えられていた。離人という漢語は別の意味（旅人、あるいは寡婦）で存在していた。

「自分が自分でないような気がする」「私が私だという感じが薄れてしまった」「自分が別の人間になってしまったような感じがする」「私の手が私の手ではないように感じる」「感情が湧かない、薄れてしまった」「自分の意志でなく、自動的に動くような感じ」などという訴えがされる。自分自身がこれまでのように何の疑いもなく自分自身であったのと違って、何か見知らぬ人のような、何か別な人のような感じがする。自分の一部、たとえば感情が薄れてしまったとか、身体の一部が自分のものでないような感じがする、という。何かをしていても、自分がしているという実感が湧かないという。要するに自分自身に関する疎隔感、未知の感じである。これを離人、離人感あるいは離人体験などと称する。

現実感喪失 derealization と呼ばれる症状は、それに対して、外界に関する疎隔感である。患者は「景色が生き生きと感じられない」「周囲の物が何かぴったり感じられない」「膜が間にあるような、ガラスを通して見るような感じだ」「これまでと違って、どこか疎遠な感じがする」などと訴える。人と話していても物を見ても、相手に現実味がない。何か自分に無縁で、隔たりをもって感じられる。

離人のみが単独で現れることもあるが、離人と現実感喪失はしばしばともにみられる。この両者は密接な心理現象なので、両者併せて離人と総称されることがふつうである。外界に関する未知の感じといっても、外界そのものが変わったと思うのではなく、外界についての自分の現実感がなくなったのだと、自分の感じ方に患者の悩みの重心はある。

離人感は不安を伴う。それまで経験したことのない異常な感じなので、異様感、不審感を抱き、心の安心感が揺らぐ。不安は非常に強いこともあるし、それほどでない時もある。何か変だ、おかしいとは思うが、一体どうしたのだろうと戸惑う程度のことも多い。感情が薄れたと訴えるが、実際には不安感情が多かれ少なかれ強く動いている。

離人が不審感、不気味感を強く帯びるようになると、妄想気分に近づく。離人感が妄想性を孕んでいることがある。というか、妄想気分や妄想のなかに、離人をテーマとしたものがあるといってもよい。

二　離人症状の現れる病態

(1)　いわゆる健常者でも時に離人感をもつことがある。浅眠時や強い疲労時におこるし、また日常と著しく異なった環境、状況に突然おかれた時など、ふっと離人感が生じる。とくに思春期に生じやすい。大災害や極度な恐怖体験など強い心理的衝撃に襲われた時、あるいはそのあと、離人感がおこる。これら健常者に現れる離人は、一般に短時間（数秒とか数分間）しか続かない。浮動的で、強弱も変動する。

(2)　神経症の臨床類型のなかに離人を主とした離人神経症がある。長い期間持続する一定した離人感に悩む。かつては離人神経症はそれほど珍しくはなかったが、今日の臨床では、離人のみを中心的に訴える神経症状態は少なくなった。

むしろ神経症性障害の他の類型、不安やパニックあるいは解離症状をしばしば示すような人に、その状態の僅かな一部として離人が訴えられることのほうが多い。境界性パーソナリティ障害と今日呼ばれている病態においても、さまざまな神経症性症状のなかに離人が混じっていることはよくある。しかしそれが重要な苦悩として訴えられることはそう多くない。

(3)　統合失調症では離人感、離人症状がしばしばみられる。とくに発病初期あるいは前駆期に典型的な症状が現れる。離人を主訴にして自ら外来を訪れる青年が、統合失調症発病期と診断されることは稀ではない。進行すると次第に妄想気分や妄想に発展していく。統合失調症と離人症状をめぐっては、後にさらに言及しよう。

(4) うつ病でも離人がしばしばみられる、とほとんどの精神医学教科書に書いてある。しかし私の経験ではそうでない。むしろうつ病の時に離人は稀である。少なくとも今日のうつ病で離人が患者から主な苦悩として訴えられることはない。やる気がおきない、気力がない、頭が働かない、考えが湧かない、感情がなくなったなど、うつ状態を訴える人に、こちらが離人感に相当する表現を使ってその存否を質問すれば、うつ状態の人はそれを肯定する。言葉が近いから、そう聞かれればそうともいえるのである。しかしうつ状態の時の自己不全感、自己能力低下感、感情鈍麻感と離人感とはかすかに違う。うつ病ではそれら精神機能の諸属性（感情や思考や意欲や知覚など）が低下し弱まっていることを苦にしているのであって、離人の時のようにそれら諸属性が変質して自分から離れてしまったと感じているのではない。それら精神活動の自己所属感について疑義の念を抱いているのではない。私はうつ病で離人感がほとんど生じないことこそ注目に値すると思う。神経症でも統合失調症でも、そして次に述べる器質性、薬物性にも離人は生じるのに、何故うつ病で生じにくいのか、大きな問題がここにある。

(5) 器質性精神障害で離人症状が現れることがある。とくに薬物による精神症状として離人体験がよくおこる。ハシッシュやＬＳＤ、覚せい剤など幻覚惹起作用のある薬物使用時、錯覚、幻覚、恍惚感、酩酊感とともに離人が生じる。幻覚惹起性がない薬物、たとえば鎮痛薬や解熱薬、抗不安薬など、中枢神経系に作用をもつ薬剤によって、しかもその常用量で、軽い離人感を引き起こすことがある。

薬による離人は、空間認知、形態知覚面での異常が強いという点、離人神経症の時とやや異なる特徴をもつ場合が多い。次に述べる「離人症候群」である。

三　離人と類縁の症候群

(一)「離人症候群」depersonalizatlon syndrome（Todd J 1955）

これはキャロル Caroll L の文学作品の名をとって、不思議の国のアリス症候群 Alice in wonderland syndrome ともいわれる。不思議の国でアリスは自分の体の全部や一部が異様に大きくなったり小さくなったり、また周囲の物の大きさや形が変わって見える。体がふわふわと浮揚する感じや、時間の流れが異常に速くあるいは遅く感じる。アリスの体験は離人症状の名で呼ばれるが、変形視、空間認知や時間感覚の変化を主とするものであって、神経心理学的症状とも近い現象である。実際トッドは頭頂葉障害を推定していた。

(二)「見知らぬ人の手」徴候 alien hand signe および「道具の強迫的使用」現象

一九八〇年代前半にゴールドバーグ Goldberg S らが「見知らぬ人の手」徴候を、そしてわが国で森悦朗と山鳥重が「道具の強迫的使用」と呼んだ新しい症状を報告した。前者は左手の無目的な不随意運動であり、左手の自己所属感が失われていた。後者はさらに興味深い。患者の前に櫛を置くと別に何の指示もしないのに、患者は右手でその櫛を持って、自分の髪をとかす動作をする。鋏を置くと、右手でそれを持って、切る仕草をする。そして患者はこういう。「右手が私の意志と関係なしに動いて、目の前の道具を使う」と。右手が「他人の手のように」動作をしてしまうという。ある場合には、患者は左手で右手の動作を止めようとすることさえある。奇妙な現象である。この「道具の強迫的使用」現象は、左前頭葉内側面の損傷で生じることが確認されている。

㈢　強制把握―原始反射

一方、古くから大脳皮質の広い損傷（失外套症候群）や半昏睡に近い強い意識混濁の時に知られていた強制把握という現象がある。手掌に触れた物を無意識的に握りしめる反射的動作である。ヒトの乳児や猿には生理的にみられるもので、原始反射の一つである。両側前頭葉の抑制機構の消失の結果、本来具わっている生理的な神経反射的機能が解放されたと考えられる。

この強制把握から「道具の強迫的使用」現象を経て、その延長線上に今述べている離人症を位置させることができるのではないか。神経症状―神経心理学的症状―精神症状と各発達段階の現象が、離人というテーマに至る道筋に連なっている（強迫という観点も同様に、この場合考察の対象になろう）。

四　離人症状を把握することの臨床的意義

離人をみた場合臨床的に問題になるのは、統合失調症とくにその初期の離人と、離人神経症の離人との鑑別である。この両者を区別することは、直ちに治療に関係するから緊要なことである。訴えをちょっと聞いただけでは酷似しているが、きちんとそのつもりで聞けば区別できることが多い。次の二つの場合がある。

a．一つは、離人感が「自分の感じだけの問題である」「私がそう感じているのであって、周囲の人や対象の問題ではない」「自分の感じ方が変なのだ」という自覚がしっかりある場合である。神経症圏の離人感である。

b．それに対して他の場合は、離人感に関して「自分の感じなのだが、感じとばかりはいえないように思う」「単に私がそう感じているだけでなく、実際に私が変わったのだと思う」「周囲自体もおかしいのではないか」と、離人感が自分の感じ方の問題だという点に明確な自信をもてず、考えが動揺し、曖昧である。統合失調症の離人感がそうである。

aとbとは区別できることが多い。それほど大きな努力なしに可能である。離人感を訴える人に、端的に質問してみるのがよい。自分の感じだけの問題か、それとも、それだけでなく自分の感じ以上の何かも関係しているかどうか、を尋ねることが重要である。離人に不安を抱いている人に、このような質問はよく理解され、素直な答えが得られる。

aとbの関係は一様ではない。aとbの間を行ったり来たり変動することがある。統合失調症で、aからbになったり、またbからaに戻ったりすることがある。治療によって病態が軽快すると、bはaになる。一方、離人神経症の典型例のように、その病状の程度の悪化、軽快に関係なく、常にaの離人感を示すこともある。

第二節　「させられ」体験（作為体験）

離人とすぐ隣合わせで「させられ」体験（作為体験）がある。被影響体験ともいわれる。

思考についての「させられ」体験が「させられ」（作為）思考 made thought, influenced thought である。「考えが操られる」「外の力で考えさせられる」という。今考えているのは私だ、という確信が薄らいでいる。思考の自己所属感の欠如であり、思考活動の離人感である。考えが外から入ってくる（思考吹入）、外から影響される（思考干渉）などの形も「させられ」的症状といえよう。「させられ」体験のなかで、「させられ」思考（作為思考）が最もしばしばみられる。

思考ではなく意志や行動の被影響体験もある。「させられ」身体体験という。「人形のように外から操られる」「他の力で体が動かされる」「私の意志ではなく、電波で手が動いてしまう」などと訴えられる。

「させられ」体験は妄想の一種である。離人症状と「させられ」体験は時に境目なく繋がっている。

「させられ」体験が幻覚と密に結び付いていることも多い。命令的、指示的な幻聴と「させられ」身体体験とは時には境がない。一体のものと患者には受けとられている。「こうしろという声が聞えて、そうせざるをえない。反抗できない。体がひとりでに動いてしまう。声に操られている」「急に下顎が動いて歯がカチカチ鳴る、そうさせられる。〝また意地悪するのね〟と問いかけると相手は〝そのうち止める〟なんて答える。」

このような、非現実的ではあるが活き活きした身体的描写は、かつて統合失調症で多くみられたが、最近では稀になった。むしろ覚せい剤中毒の人で稀ならずみられる。

そもそも幻聴（とくに幻声）自体が患者にとっては支配性、影響性をもっており、外部からの強制という性格を強くもっていることが少なくない。幻覚と「させられ」体験との関係は非常に近い。

典型的な「させられ」体験は統合失調症でみられる。しかも、統合失調症ではしばしば生じる。シュナイダー Schneider K が統合失調症の一級症状として、対話性幻聴や妄想知覚、思考化声、思考奪取などとともに「させられ」体験を挙げたことは周知である。統合失調症以外にも「させられ」体験がみられることはある。器質性脳障害や薬物中毒の時、せん妄状態のなかで、あるいは器質性幻覚妄想状態の中で、「させられ」体験が生じる。解離性障害や境界性パーソナリティ障害などで、時に「させられ」体験を思わせる訴えがされるが、ふつうその形は確固としておらず、かつ持続もしない。疑いのない、明確で持続的な「させられ」体験は、神経症圏および人格障害圏ではみられない。

「させられ」体験、離人症状は自我意識障害の観点から理解しやすい。このことに関しては、第二部第二章の「統合失調症症状の理解」で記述する。

文献

- Goldberg G, Mayer N, Toglia JU: Medial frontal cortex infarction and the alien hand sign. Arch Neurol 38: 683-686 (1981)
- 木村　敏「離人症」現代精神医学大系３Ｂ、精神症状学Ⅱ、一〇九―一四三ページ、中山書店、東京（一九七六）
- 森　悦朗、山鳥　重「前頭葉内側面損傷と道具の強迫的使用」精神医学、二七巻、六五五―六六〇（一九八五）
- Schneider K: Klinische Psychopathologie. 9 Aufl. Thieme, Stuttgart (1971)
- Todd J: The syndrome of Alice in wonderland. Can Med Assoc J 73: 701-704 (1955)

第八章　せん妄

第一節　用語の歴史

「譫妄」という漢語は古くからあった。それは「視聴言動皆虚妄あるを譫妄と称す」（呉秀三）、すなわち、知覚も思考も行動もすべてに非現実的な混乱がみられる状態を指していた。ヨーロッパ精神医学、とくにドイツのDelirium という用語に譫妄の漢語をあてたのは明治時代である。

一九世紀前葉、ドイツのナッセ Nasse H はヒポクラテスが述べた精神病像をまとめて Delir と呼んだ（大橋博司）。それはラテン語の delirare であり、狂気の諸症状の総称として用いられた。（第一部第一章参照）。delirium と delusion（妄想）が同源であるのをみても、近代精神医学の進展のなかでの経緯がみてとれよう。今日でもフランス精神医学で délire といえば妄想のことである。一九／二〇世紀にかけて、ドイツ精神医学は精神の全体的混乱状態をその本態に従って分別するなかで意識障害を取出し、後述するようにその意識障害のうちの一つの臨床類型としてせん妄を名指した。二〇世紀後半になって英語圏では delirium（せん妄）を、ドイツ精神医学での意識障害と等置して用いるようになる。その用法が今日世界的に拡がった。

現在のせん妄はかつての意識障害と同様、急性の器質的精神症候群であり、急性脳機能不全の症状を指す。

第二節　意識障害とせん妄

一　ドイツ精神医学の「せん妄」

現代精神医学の初期、ドイツでは意識障害の概念が克明に検討・整理された。その際の意識とは、精神活動を成り立たせる上での基本的な脳機能のことであり、覚醒性のことである。意識障害は意識混濁と意識変容に分けられる（原田憲一、一九七六年）。

意識混濁とは覚醒度の低下である。精神活動の内容でなく、それがおこなわれ、現れる舞台の明るさに例えられる。意識混濁には非常に軽いものから最も強い意識消失すなわち昏睡まで、連続的な程度の強弱がある。その低下の強弱によって、明識性困難から昏蒙、傾眠、昏恍、前昏睡などといくつかの分類がされたが、今日ほとんど用いられなくなった。軽度、中等度、重度の意識混濁といえばそれで充分だからである。

それに対して、意識変容とは意識混濁とともに、特徴のある精神症状が前景を占める状態をいう。そのなかで臨床的に最も多くみられるのが、精神運動性興奮を伴う病態である。これをドイツ精神医学ではせん妄と呼んだ。すなわち多かれ少なかれ意識は混濁し、それとともに精神活動の興奮が際立ち、無意味な多動、まとまらない言動が現れる。錯覚、幻覚、妄想などの知覚、思考の混乱も生じる。

意識変容には、せん妄のほかもうろう状態（意識野の狭窄が特徴的）や夢幻状態、アメンチアなどと呼ばれたタイプがあった。それらは今日でもなお精神医学的に無視できない概念であり、時に議論にのぼる。実際に臨床的に用いて有用なものもある。たとえば、側頭葉てんかんのもうろう発作やある種の薬物の夢幻状態など、目の前に見る異様な意識障害状態を表現するのに使われる。しかし全体的には、かつて議論されたようにはこれらの細かい類別は今日問題にされなくなった。臨床症状の把握、診断がおろそかになったためもあるし、また結局それらの議論が錯綜していてきちんとした焦点を結ばなかったためもあろう。

二 今日の「せん妄」概念

そのようななかで、一九七〇年代以後のカナダのリポウスキー Lipowski ZJ の仕事が英語圏精神医学で急速に受入れられるようになる。リポウスキーのいうせん妄はそれまでの意識障害概念全体を指す。急性脳症候群 acute brain syndrome であり、急性錯乱状態 acute confusional state である。一九八〇年DSM-Ⅲ（アメリカ精神医学会、精神障害の診断・統計マニュアル第三版）以降、せん妄 delirium と痴呆 dementia が器質性の二大精神症状として並列された。これが今日でもそのまま受け継がれている。

同一の病態／状態像につけられた命名のこのような変遷はおかしなことであるが、理由もある。リポウスキーの仕事の意味として、一つには臨床上の病像の変化がある。数十年前には激しい精神運動性興奮を伴う意識障害（すなわちドイツ式のせん妄）は珍しくなかったが、今日では稀になった。興奮はあっても弱い。その原因は、この病態を引き起こす身体疾患（脳も含めて）の激越性が医学的によくコントロールされるようになったこと、また脳機能の急性不全に対する応急処置が進歩したことにある。

さらに次のような事情もある。もともと意識混濁と意識変容という二つの類別は、現実にはそれほど明確なものではない。意識の混濁つまり意識水準が低下すると、精神活動全体が均等に減退するだけでなく、同時にさまざまな精神活動の不調和、混乱が生じる。上位神経機能の統制が不充分になり、下位神経機能の活動がコントロールを失ったまま解放される。すなわち意識変容の性質を多かれ少なかれ帯びることになる。したがって、言い換えれば意識混濁があれば多少の興奮は常にある。リポウスキーのせん妄はその点で妥当性をもつ。

しかしそうは言っても、臨床場面で精神運動性興奮の強いものと意識混濁のほうが前景を彩っている状態とがあるのは一方の事実である。結局リポウスキーも彼のせん妄概念のその後の検討のなかで、過活動性せん妄 hyperactive delirium と低活動性せん妄 hypoactive delirium の二型を立てざるをえない結果になった。過活動性せん妄がかつてのせん妄に相当する。

三　ICD-10のせん妄診断基準

ICD-10（国際疾病分類第一〇版）のせん妄の診断基準は表1の通りである。これによれば、意識障害はせん妄の診断基準項目の第一に挙げられているが、注意の障害と並列である。そしてこの意識障害とは混濁から昏睡まで、と指示されている。

表1　ICD-10 せん妄の診断基準

・次のすべての症状が多かれ少なかれ存在すること

(a) 意識と注意の障害
（意識は混濁から昏睡まで）
（注意を方向づけ、集中し、維持そして転導する能力の減退）

(b) 認知の全体の障害
（知覚の歪み、錯覚、幻覚、思考と理解の障害、一過性の妄想、思考の散乱、即時記憶と短期記憶の障害、時間に対する失見当識―重症では場所と人物の失見当も）

(c) 精神運動性障害
（寡動あるいは多動、その間の予測不能の変動、反応時間延長、驚愕反応の増大）

(d) 睡眠－覚醒周期の障害
（不眠、周期の逆転、昼間の睡気など）

(e) 感情障害
（抑うつ、不安、恐怖、焦燥、多幸、無感情、困惑）

発病はふつう急激
経過は1日のうちでも動揺
全経過は6か月以内
EEGは徐波化

（『ICD-10 精神および行動の障害』をもとに作成）

第三節　身近にみるせん妄の例

せん妄は医療の場でしばしばみられる。とくに内科、外科その他重症の身体疾患の多い病棟や脳外科、神経内科など中枢神経系の病気を扱う科、そして救急外来などでは珍しくない。医療機関以外でも高齢者のホームや福祉施設など、今日の私たちの日常生活の近くでせん妄が稀でなくおこる。せん妄を的確に認知し、その治療に向けて適切な対応をとることは、医療従事者だけでなく、介護や福祉関係者、また家族など多くの人に求められている。

ここではせん妄状態の理解をより深めるため、一般市民も経験する身近な例を挙げて、その具体像を示したい。

一　ペットのせん妄

猫や犬もせん妄に陥る。十数年も生きて老猫、老犬になると、いろいろな病気にかかる。猫の腎臓病や犬の心臓病などがあるし、たとえ体に特別な病気がなくても、身体機能も脳も次第に老化する。そういう時、それまでと少し様子が違ってくる。落着かなくなり、歩き廻る。歩行がおぼつかなくなる。視線が定まらずキョロキョロしたり、幻影にでもおびえているようにみえる。これまでと違う異様な啼き声を立てる。そのような状態が数分、数十分続いた後、やがて落着く。

しかし次第にその異常状態は長引くようになる。これはペットのせん妄である。猫や犬に認知症（痴呆）があるかどうかは議論があるが、せん妄はありふれている。愛猫家、愛犬家の多くが経験するところであろう。

二　子どものねぼけ（夜驚 pavor nocturnus）

二、三歳から七、八歳の子どもに時々みられる。過敏な子やてんかん性素質のある子に多いといわれる。睡眠中に生じる。

眠っていた子が急にガバッと起き上がり、大声をあげ、手足をバタバタさせたり、あたりを走り廻ったりする。何かにおびえたように「やだよ、やだよ」「おーい、おーい」などと叫び、あるいは「どうしたの？　どうしたの？」と周囲にはわけのわからない発語をする。また泣き喚いたり、あるいは家族を見知らぬ人を見るように見つめたり。強く名を呼ぶと反応して振り向いたりすることはあるが、無反応のこともある。適切な応答はせず、こちらの言うことを理解していないと思われる。夢におびえて騒いでいるようにみえるが、夢と違うのは強く刺激しても覚醒しない点である。そのままそのような精神運動性興奮の状態が続く。そして数分後、十数分後に、嵐が過ぎるようにパタッと興奮は消え、また眠りに入る。翌朝このエピソードのことを本人は全く憶えていない。

寝言や夢と類縁の、睡眠関連の現象である。一年に一、二度あって、二、三年の間に自然におこらなくなってしまうのが普通である。せん妄として治療する必要はないし、あえてせん妄と診断もしなくてよいが、状態像はせん妄である。

三　向精神薬大量服薬後のせん妄

たとえば思春期で「私など生きる価値がない人間だ」という空虚感、自己否定感に強く悩み、手持ちの向精神薬を大量服用して自殺を図ることがある。ひどい時は昏睡となり、死に至る。幸い一命をとりとめ、昏睡から次第に回復してくる過程がせん妄である。

強く呼名すると目を開けるが、刺激がないとそのまま閉眼しウトウトする。寝入らなくてもぼんやりした表情で体動も少ない。問いかけても理解できないのか応答しない。キョトンとして困惑状（傾眠、昏恍）。その半日後、少し反応がもどってくる。「水が欲しい」と自分から発言したり、こちらからの質問にも簡単なことには答えられる。しかし今何時頃か、ここが何処かなどはわからない（昏蒙）。以上が低活動性せん妄といえよう。

時には同じ回復期に、落着かず体動が多く、感情は昂り、こわがったり泣いたり不安定となる。そしてあたかも夢のなかにいるように非現実的なことをまとまりなく口走る。これは過活動性せん妄にあたる。

低活動性の状態と過活動性の状態は混じり合い、時々刻々変化する。そして、それらの症状は日を追う毎に軽くなり、消褪し、やがて正常意識状態にもどる。せん妄の間の記憶はない（健忘）

か、あっても不完全である（不完全健忘）。

四　高齢者のせん妄

軽度ないし中等度の認知障害（痴呆症）をもつ人に生じやすい。せん妄はとくに血管性認知症の場合の一つの特徴的症状に数えられている。夜間におこることが多い（夜間せん妄）。

高齢者が夜ゴソゴソ寝ないで起き上がり、部屋のなかを歩き廻ったり、タンスを開け閉めしてそのなかの衣類をいじくり廻したりする。寝ている蒲団をめくって床の上を何か探すようにする（模床）。動きはのろく、激しさはないのが普通である。まとまった意味のある行動にはならない。名を呼ぶと声のほうを振り向くが、またもとの動作にもどる。「何しているの？」と問うても、「え？」と怪訝そうに反問したり、または「どうもこうもないけどね」と答えにならない答えをする。あるいは返答しなかったり。

十数分ないし数十分して落着き、就眠することが多い。翌朝になって、昨夜のことを憶えていない。

子どもの夜驚症に似るが、精神運動性興奮の程度ははるかに弱く、言動に激しさはないのがふつうである。夜驚症より持続は長く、かつ頻回に繰返される。

第四節　軽度せん妄の臨床的把握

一　軽度せん妄（軽い意識障害）把握の意義

中等度以上に重いせん妄の臨床診断は難しくない。しかし軽度のせん妄を的確に捉えるのは非常に難しい。それは容易に見逃され、あるいは誤診される。軽度せん妄は臨床的にのみ、つまり面接の形でしか把握できない。臨床脳波は確実な異常所見を示さず、軽度せん妄の診断には多くの場合役立たない。心理テストは軽いせん妄において鋭敏に異常を発見するが、その異常性の本態、すなわち他の精神機能障害でなくせん妄であるという判断には大きな力にならない。

軽度せん妄を正しく把握することは、医学的対応を考える上で大切なことである。たとえば、脳の病気で強いせん妄を示していた患者が、次第に回復していく時、今日はもうすっかりせん妄は消えた、意識は正常にもどったと判定される。しかしその数日後、さらに活き活きして細かい精神活動がみられるようになって、「あの時はまだ意識は正常でなかったのだ」と苦い反省をすることがある。臨床の日常ではこの見落としていた軽いせん妄を、その時点で正しく把握し、しかるべき治療、保護、看護をするべきである。

また軽度のせん妄はとくに高齢者に現れた場合、認知症状（痴呆）と誤診されやすい。軽度せん妄の診断は高齢者医療の場で重要である。それは処遇、治療方向を大きく分けてしまう。

二　軽度せん妄の診断の目のつけ所

軽いせん妄状態では患者はベッドに横たわり、あるいは坐って治療者と面接できる。日常的会話に大きな支障はない。こちらの質問を理解して答えてくれる。そのような面接場面で私は次の点に注目した（原田憲一、一九九七年）。

(一)　単語の取り違え（錯語 paraphasia）

「昨日、姉が見舞いに来てくれました」（実際は妹が来た。患者もそれをわかっていて、妹というべきところを姉と言い間違える）。「その筆を取ってください」（鉛筆を指して、鉛筆とわかっていて、筆と言ってしまう）。自分でその言い間違いに気付いて、言った後すぐ自ら訂正することもある。文章を読んでもらうと、字を読み違える（錯読）。

錯語、錯読は誰にでもある。疲労時や緊張時、焦って発言する時などによくある。注意の障害といえよう。一、二回錯語があったからといって直ちに意識障害があるなどといえないが、注意障害の現れではある。

(二)　話のまとまりが悪い（思考の散乱 incoherence）

会話のなかで少し長く患者に話してもらっていると、思考のまとまりの悪さがみられる。

「この間、北海道で地震がありましたね……大分大きかったけど。あれ何処だったでしたかね。

私東京にいたんですけど、別に怖くはなかったし。舟が陸に上がったテレビ見ました。私、漁船に乗ったことはないけど、大きいんでしょうね。兄は飛行機が嫌いで、昔戦災に遭ったんです。この間の地震では亡くなった人はいなかったでしたよね……よかった。」

話のなかに出てくる個々の事実に間違いはないのだが、全体のまとまりが悪く、文と文の間の連関がルーズで、テーマも時々飛躍する。思考の散乱であり、滅裂思考の軽いものである（第一部第五章第二節参照）。

誰にでも多少の思考の乱れは生じうる。自分の話をテープで記録し、後で聞いてみると、それがよくわかる。軽度の思考散乱（思路の障害の最も軽い形式）は注意障害からも生じる。それはいろいろの場合にみられる。疲労時、緊張時、不安の強い時など。これらの、おそらく注意障害からくる思考散乱が統合失調症や躁うつ病の時にみられる思路の障害と同じものかどうか。形の上では似ているのだが。

㈢　連続引算（暗算）でテストしてみること（serial substraction test）

私はこのテストを成人の患者にする時いつも「小学生のテストみたいで申し訳ないですけど、暗算してみてください」と言って始める。「１００から7を引くといくつですか?」と問う。せん妄でも軽い状態では大抵93と正答できる。続いて「それからまた7を順に引いてください」と指示する。そうすると「83」と前の答えに影響されたり、ある場合は「96」と答える。一桁の引算は正しくできているが、十の位の計算を間違える。なかには「いくつから7を引くのでしたか？」とか「いくつを引くのでしたっけ？」などと質問してくる場合もある。

このようなテスト結果は軽いせん妄でしばしばみられる。これは計算力自体の障害ではない。因みに知的障害や認知症（痴呆）の人にこのテストをすると、誤答は多いが一定の規則性はない。一桁の計算が正しく出来て、位取りを間違えたり、その前の答えに縛られたりする（保続）のは、注意力の低下であり、また先に示した例で明らかなように記憶力が関係している。この場合の記憶力とは、複数のデータ（ここでは前の答えと指示されている7という数）を同時に頭のなかに保持したまま作業するという作業記憶システム（第二部第四章参照）が関わる。

㈣　感情、意欲面の変化

軽いせん妄の時には感情にも多少の異常がくる。繊細な感情の動きがなく、ぼんやりしていて活き活きしていない。呑気で屈託なく見える。いらいらすることもあり、易刺激的で、音に過敏に反応する。周囲への関心が低下し、自発性に欠ける。その人本来の積極性が弱まる。

その人らしさとは違った、理由不明の感情や意欲の変化がみられたら、何らかの精神的な病的異常が基底に隠れていないか疑ってみる必要があるが、軽いせん妄もその一つである。

㈤　状態の動揺性、変動性

せん妄は常に変動する。意識混濁の程度が時間、分の単位で、あるいは日の単位で動揺、重くなったり軽くなったりする。また興奮の程度や傾眠傾向などが短時間で変わる。この変動性、動揺性がせん妄と認知症状（痴呆）との決定的な相違である。それはせん妄全体の特徴であって、軽度せん妄にもあてはまる。

しかし最近、医学技術が進歩して、身体の生理学的状態を安定的に長期間維持させることが可能になった。その結果、せん妄の原因である脳の侵襲が一定の条件に保たれることになり、ひいてせん妄自体があまり動揺せずに持続するという傾向がある。いわゆる遷延するせん妄である。留意すべきことである。

第五節　心因性錯乱状態をめぐって

一　せん妄と心因性錯乱

せん妄は器質性脳症候群である。脳が生物学的に侵襲を受けて、その結果意識が障害され、さまざまな精神機能の変化が生じる。せん妄は錯乱状態 confusional state である。しかし錯乱 confusion という言葉は器質性に限らず、ただ広く精神機能の急性の混乱状態を指しても用いられる。器質性精神障害の場合のせん妄と非器質性精神障害（いわゆる精神病性や心因性など）の錯乱状態とは、典型例ではその病像は区別できるけれども、時には鑑別が難しい。ともに急性に生じ、甚だしい精神内界の混乱と激しい精神運動性症状を示すから、他の情報を全くもたずただその現在症に直面しただけでは、正しく診断できないことがある。

本来、精神医学的に別の範疇に属するこの二種の錯乱状態（せん妄と心因性錯乱）とは、症状学的には近縁である。両者それぞれの全貌をきちんと理解しておいて、その違いを判断しなくてはならない。治療、処置、予後の見通しが全く異なるのだから。

しかしせん妄と心因性錯乱との間が全く絶縁したものであるかどうかについては、考慮が要る。たとえば感覚遮断の例が挙げられる。感覚遮断 sensory deprivation とは外界からの感覚刺激が極端に遮断された状況（吹雪のなかや極地での孤立、大海のなかの一人での漂流、隔離室での監禁、拘束など）のことだが、その状況のなかで多くの人が思考力を失い、幻覚を見、不合理、無意味な行動に走る。つまり錯乱状態に陥る。この錯乱は器質性と考えるべきか、心因性というべきか。このように器質性に生じるせん妄と心因性におきる錯乱状態の間は、細いが繋がっており、狭いが移行がある、と私はみなす。

今日心因性錯乱状態は頻発している。心理臨床、精神医療、そして救急外来などで、さらに家庭のなかで錯乱状態にしばしば出合う。

二　今日みる心因性錯乱

心因性の諸病像は時代を反映する。その時代の文化、社会の風潮に影響されて、同じ病像の流行が生じる。マスコミやインターネットで知識が拡がると、その症状の形が伝播する。非意図的にその症状が多くの人の心のなかに刻印され、悩みや困難の吐け口として噴出する。

今日わが国でよくみられる心因性錯乱状態として次の三つを挙げる。

㈠　パニック（不安発作、恐慌発作）

激しい不安感、死の恐怖と強い自律神経症状（動悸、発汗など）、過呼吸、多動あるいは減動を示す。極度の時には意識活動も影響され、意識変容もおこりうる。健忘も訴えられる。過呼吸が強く過換気症候群となり、実際に肺内のガス交換に強い異常がおこるに至れば、器質性せん妄も生じる。

㈡　解離性（転換性）障害（ヒステリー）

古くからヒステリー性もうろう状態と呼ばれていた異常精神現象がある。しかしこのタイプは今日の臨床場面では稀である。刑務所などの拘禁状態で問題になる。

むしろ今日の精神科外来で稀ならずみられるのは、思春期の女子の記憶喪失、多重人格などの訴えである。自分からそのような専門用語を用い、それを主訴として外来を訪れる。しかしよく聞いてみると、決して記憶がなくなるわけではなく、また多重人格というのも自己の多面的精神特徴をそのような形で受けとめ、自分で決めつけているようなことが多い。ゆっくりした充分な時間をとっての会話のなかで、患者本人のいう内容を正しく整理し直す必要がある。

㈢　急性ストレス反応

急激で甚大な精神的負荷を受けて、頭のなかが真っ白になる、何も考えられない、感情も麻痺する、動けなくなったりあるいは逆に意味もなくあたりを走り回ったりする状態に陥る。眩惑

dazeといわれ、やはり精神錯乱状態である。ふつう数分、数時間で元に復する。その間の記憶は多かれ少なかれ障害される（第二部第三章第四節参照）。

大きい事故や社会的事件、大災害や犯罪被害のなかでこのような急性錯乱が問題になる。

文献

- 原田憲一『器質性精神病』医学図書出版、東京（一九七六）
- 原田憲一『意識障害を診わける』改訂版、診療新社、大阪（一九九七）
- 呉　秀三「精神病ニ関スル二、三の訳語」東京医学会誌、六巻、六四九―六五〇ページ（一八九二）
- Lipowski ZJ: Delirium: Acute Confusional States. Oxford Univ. Press, New York (1990)
- 大橋博司「精神症状学序論」現代精神医学大系３Ａ　精神症状学Ⅰ、三―一三ページ、中山書店、東京（一九七八）
- World Health Organization: The ICD-10 Classification of Mental and Behavioural Disorders: Clinical descriptions and diagnostic guidelines. WHO, Geneva (1992)／（融　道男ほか監訳）『ＩＣＤ-10 精神および行動の障害―臨床記述と診断ガイドライン―』新訂版、医学書院、東京（二〇〇五）

第九章　認知症状（痴呆）

第一節　概念、用語の歴史

デメンチア dementia という言葉はギリシア時代からあったという。その意味は、de-mentia つまり「こころが失われた状態」であり、今日の知能障害も精神病も含めて、要するに精神機能の全体的な解体を広く指していた。一九／二〇世紀になって、フランス、ドイツで démence, Demenz が知能低下、記憶障害を中心とする症候群として用いられるようになる（濱中淑彦）。

漢語で「癡」（その俗字「痴」も古くから用いられたという）も「呆」も愚かの意である。ヨーロッパにおけると同様、古くはさまざまな種類の精神機能低下状態に用いられた。和語では「痴《し》れる」ともいった。

わが国で明治初期、欧米語の dementia に対して「失神」をあてたこともあった。明治九年、英国モーズレイ Maudsley H の著作を訳した神戸文哉は、モーズレイの dementia（精神薄弱に限定して用いた）に痴呆という語をあてた。最近、二一世紀になって、日本語の「痴呆」という言葉の差別的ニュアンスが問題となり、厚生労働省主導で痴呆を「認知症」と呼ぶことになった

（二〇〇四年）。それに従って、本書では疾患としての痴呆症は認知症とし、症状としての痴呆は認知（症）症状あるいは認知障害と表記する。わかりやすいように括弧付きで痴呆の語を併記する。思うにこの用語変更はなおぎこちなく、かつ紛らわしさも大きく、今後再検討されるべきであろう。

認知症状（痴呆）は歴史からみて、上述したように精神能力の低下状態を広く指していたが、現代精神医学の発展のなかで、統合失調症性のものや心因性のそれが次第に分別、除外されるようになり、今日認知症状（痴呆）といえば、器質性の精神症候群のことである。器質性精神症候群の急性のものはせん妄であり、慢性のものが認知症状（痴呆）である。大脳皮質の広汎な損傷の結果である。

第二節　認知症（痴呆症）の症状

一　ICD-10の認知症状（痴呆）

ICD-10（国際疾病分類第一〇版）には器質性精神障害の序論のなかで、認知症状（痴呆）について適切な概説と診断ガイドラインがまとめられている（表1）。それをみてわかるように、認知症状（痴呆）の全体像はかなり複雑である。その一つひとつを的確に把握するのは難しい作業のように思える。そのためもあって、ICD-10の診断ガイドラインは他の精神障害の場合に

表1　ICD-10の認知症状（痴呆）

概説
・脳疾患による症候群、慢性あるいは進行性 ・記憶、思考、見当識、理解、計算、学習能力、言語、判断を含む多数の高次皮質機能の障害 ・意識の混濁はない ・情動の統制・社会行動あるいは動機付けの低下を伴う

診断ガイドライン
・記憶と思考の働きの低下 （日常生活の個人的活動を損なうほどの） （記憶低下は特に短期記憶の障害） ・思考、判断力の障害および思考の流れの停滞 ・情報処理能力の低下 （複数の刺激に注意を向けることが困難） ・注意の転導の困難 ・これらの症状が少なくとも６か月以上持続

（『ICD-10 精神および行動の障害』をもとに作成）

比べて整然としておらず簡明でもない。

しかし一方で、私たちすべて、家族もケアする人たちも一般市民も、認知障害（痴呆）という状態を多くの場合容易に正しく判断する。考えれば不思議である。これはどういうことなのだろう。昔から人々は高齢者の傍にいて、認知障害（痴呆）をもつ人に親しく接してきた経験をもつからだろうか。これだけ複雑な症候群が的確に把握できるとは驚きである。記憶低下と感情を中心とした異常は、日常生活をともにしている身近な人には容易に気付かれることであり、その変化の性質も直観的に正しく理解されるのであろう。

二　症状のさらなる解説

認知症（痴呆症）が示す症状はＩＣＤ-10の説明でおおよそ尽されているが、ここにあらためて整理しておく。

㈠　知能の障害

ここで知能とは、人間の精神機能を大きく知情意と三領域に分けた時の知のことである。知的機能とは何かとあらためて考えると簡単に答えるのはなかなか難しいが、情、意と並べればよくわかる。記憶、理解、思考、判断、推理、学習などに関係する脳の働きであり、高次の精神機能である。これまでその人がふつうにおこなってきた社会生活、日常生活、人間関係が、ふつうに出来なくなる。大事なことを忘れたり、幼稚な判断、行動をする。まとまった作業を遂行出来なくなる。ミスや失敗が多くなる。思慮深い行動がとれなくなり、細かいこころ配りがなくなる。欲望に対して理性的な抑制が利かなくなり、自分の失敗を適切に自覚出来ない。記憶力低下は認知症（痴呆症）に結びついた症状である。それどころか、記憶の障害は認知症状（痴呆）の中心症状である。認知症（痴呆症）の時に最も早期に現れ、周囲に最も早く気付かれる異常である。記憶は知能活動を成り立たせる基本機能の一つであり、記憶が全く侵されない認知症（痴呆症）はないとみなしてよい（もっとも稀な認知症、たとえばピック病の初期で判断や思考力の面だけ障害が出る場合もないわけではない）。一方記憶力は明らかに低下しているのに、知的能力は全体によく保たれていることがある（第二部第四章参照）。従って、認知症状（痴呆）があれば記憶障害がほとんど必ずともにあるが、その逆は成り立たない。

(二) 感情、意欲の変化

知的機能の低下すなわち認知障害（痴呆）ではあるが、知能低下と連動するようにほとんど常に感情面と意欲面も変化する。先に知情意といったが、人間の精神機能は相互に密接に関連し合っていて、単純にこの三領域を分けられるものではない。器質性精神障害の時の感情面、意欲面の障害を器質性人格変化という。

多くは、感情も単純かつ単調になる。細かい起伏がなくなる。その人がこれまでもっていた喜びや悲しみの感情が繊細に表出されなくなり、感情的刺激への反応が弱まる。あって当然の不安をもたず、必要な心配もしなくなる。屈託ない表情で一日を過ごす。とくにアルツハイマー病では、このような状態がよくみられる。いつも好機嫌でニコニコしており、よく笑う。この単調で持続的な好機嫌状態を多幸 euphoria という。

かと思うと、感情が不安定で易怒的となったり、、不機嫌だったりする例もある。感情のコントロールが悪く、刺激に対して過剰に感情反応する。感情が脆くなり、僅かなきっかけで泣き出す。感情失禁といわれる。血管性認知症（血管性痴呆）で特徴的である。認知障害（痴呆）の時、意欲も低下するのがふつうである。それまでその人が示していた社会的関心、好奇心、自発性が減退する。一日中何もせずぼんやりしていたり、社会的出来事への関心を示さない。デイサービスなどの場面でよく見るように、周囲からの働きかけがあれば、嫌がらずにグループ活動に参加し、他の人たちと一緒に歌ったりゲームしたりし、しかもそれを楽しんでいる。それなのに自分からは行動をおこそうとしない。このような何の意欲も示さない減動状態を無欲状 apathy と呼ぶ。

逆に、落着きなく歩き廻ったり（徘徊）、誰彼なく喋りかけたり、はっきりした目的や意図のわからない行動が増えることもある。まとまりはないが、意欲、関心の亢進である。衝動性が高まることも稀でない。

器質性人格変化は通常は知能低下がかなり進んでから出てくるのだが、時にはそれが認知症（痴呆症）の初期に目立つことがある。ピック病（前頭側頭葉が強く萎縮する初老期の変性疾患）はその好例である。一寸会ったくらいではとくに認知障害（痴呆）があるとは思えないのに、社会生活上に異常が目立ってくる。社会習慣を無視した行動をし、それに対して無頓着である。記憶低下などが遅れて現れてくる。

第三節　認知障害（痴呆）の臨床類型

認知障害／認知症状（痴呆）とは一つの大きな症候群である。脳の器質的損傷で生じるのだが、その損傷の拡がり、侵す部位の違いによって、認知症状（痴呆）にもいくつかのパターンがある。

損傷部位が一定部位に限局していれば、生じる症状は失語、失認、失行に代表される神経心理学症状である。かつて巣症状と呼ばれ、知的機能のなかで特定の働きだけが選択的に障害された状態である。神経心理学症状に比べて、ここでとりあげている認知症状（痴呆）は一つの機能には限定しない知的能力の低下である。しかしそれには臨床的にいくつかのパターンがあって、決して一様ではない。その各パターンの違いが脳損傷のいかなる違いに対応しているのか、今日でも充分にわかっているわけではない。脳の形態学的変化とこれらの臨床類型との間の関連はなお今後の解明が待たれる（それなのに、今日脳画像学など脳科学の分野で、認知症状〈痴呆〉の時の所見がこれらの臨床類型に無頓着に議論されている。それをみると、脳器質性障害においてすら、精神現象と脳科学との距離はまだまだ遠いとの思いを強くもつ）。

認知症（痴呆症）は顕微鏡的形態学のレベルで、数種類の異なる脳疾患が確認されている（アルツハイマー病、脳血管性認知症、レヴィー小体病、ピック病など）。それら脳疾患のそれぞれに、その疾患に特徴的な認知症状（痴呆）が知られている。本書ではそれについて正面切って論じない。それは精神疾患各論のテーマである。この節でとりあげるのは、各個別疾患の枠にとらわれず、ひたすら臨床面での認知症状（痴呆）の姿である。

(一) 文献にみる認知障害（痴呆）の臨床類型

認知障害（痴呆）の臨床像をいくつかに分ける試みは、主に二〇世紀中葉多くの人によっておこなわれた。ここでは三人の仕事を挙げるに留める。これをみても、いかに認知症状（痴呆）と一口に呼ばれる症候群がさまざまな顔をもち、複雑なものであるかわかるだろう。

グルーレ Gruhle H（一九三二年）は健忘型―構造型（思考過程の障害が主）―統覚型（了解障害が主）の三型を取出した。ベルジェロン Bergeron M（一九五五年）は単純型―興奮型―無欲型―妄想型―滅裂型の五型とした。さらにシェラー Scheller H（一九六五年）は六種類に分けて、健忘型―コルサコフ型―価値世界解体型―自発性欠如型―空間世界解体型―失象徴型とした（濱中淑彦）。

㈡　よくみられる三類型について（原田憲一、一九八一年）

私は認知症（痴呆症）高齢者の観察から、次の三類型がとくに目立った特徴をもつことを報告した。それを例示しよう。

［健忘型］　健忘症候群が前景にあり、感情や意欲面は格段とよく保たれる。血管性認知症に多くみられるが、アルツハイマー病でも稀ではない。

例　八三歳　女性

（今日何をしていました?）「何っていって…自炊していましたよ（入院中）、別に贅沢なことはしていません。そんなにお料理もしませんからね。御飯炊くくらいが関の山です」と作話的である。（今日のお昼のオカズは?）「オカズって、そんなに別にいいものは食べないですよ」と答える。（忘れた?）「ええ……何だかおぼえていないですよ……いいお魚じゃなかったですよ。お魚でも炒めれば、今日は御馳走だなんておぼえているんでしょうけど簡単なオカズだったですよ。何だかおぼえていないですよ。何だか一層おぼえていないですよ。何だか簡単にお昼すませてしまって……。」

何だか、簡単、など語の繰り返しがある。時に思考過程の論理性に弱いところがある。意味はよくとれる。自分の年齢は二〇歳だと主張するので、鏡を見せると、「ええ……今、鏡見ると驚いているの。自分ながらびっくりしているの、どうしてこんな皺だらけのおばあさんの顔になったのか……こんな皺だらけの顔にどうしてなったのか、あきれているのよ、自分ながら……ああ驚いた。こんな白髪になって……」と言う。

〔思考滅裂型〕　思考のまとまりの悪さ、言語表現の著しい混乱が目立つ。失語（とくに語義失語）に似るが、単語だけでなく構文の乱れも強い。

例　八一歳　女性

思考はまとまらず、発語は滅裂傾向を示す。主語、目的語などの名詞が少なく、動詞、助動詞が多い文で、主題のありかがわかりにくく、かつ想定される主題もずれていく。たとえば、子どものことを尋ねていると、「オラの歳と子どもの歳と違っているようでね。先生がそれでいいって言った。俺もっと大きくかかなけりゃわからないから……何んていう先生だか忘れちゃったね」という。また、「老人」という字を読んでもらったあと、その意味を問うと、「老人って年寄りになること、今忙しい時期だからな、また来るわってね……いろいろ教えてくれてな、オラが字がうまくなればよく出来るってね……」と次々に自分から語り続ける。

［形骸化型］　社会的な挨拶、生活習慣など形の上では良く保たれている。過度に礼儀正しい。固い殻のように人柄の外面は整っているが、内容が崩れている。手続き記憶（第二部第四章参照）は残されているが、とくにエピソード記憶が悪い。アルツハイマー病に多い。

例　八四歳　女性

部屋を訪ねると、こちらの顔を見て、過度にキチンと挨拶する。表情はにこやかで元気もよい。（歳はいくつ？）「いくつかな……えーとね、へへへ……、あんまりよく知らないようなものですな。若いような、年した（「年をとった」の言い換え）ような変なもんじゃないでしょうか。先生はよくおわかりだと思いますけどね。誠に変なものでございますね……」（歳はいくつ？）「おとしはいくつにおなりになるかな、今のとしですか？　大変なとししているから……。」ニコニコしながら、困ったように、答えられないことを詫びるように、丁寧に両手を膝において頭を下げる。（ここは何処？）「ここは誠によい場所ですよ、場所といい、誠によい所ですよ。ここはいろいろでもって品物を沢山とって下さって……なかに入れるんですよ。ふくれるんですよ……、ふくれるっていうとおかしいですけどね。」

第四節　認知障害（痴呆）の鑑別診断

一　初期診断の難しさ

今日の高齢社会で認知症（痴呆症）を早期診断することは重要である。とくに近年、抗認知症薬（抗痴呆薬）の開発が進み、たとえばアルツハイマー病ではその初期に用いれば病気の進行を止める、あるいは多少とも遅らせる効果のある薬が登場してきた。また認知症（痴呆症）を早期に正しく診断することは、家族やケアする人たちに適切な対応を可能にし、いたずらな心配や誤った処置をしないで済むのに役立つ。

しかし初期の診断はそれほど容易ではない。本章第二節で認知症状（痴呆）を多くの人は容易に正しく把握すると書いたことに矛盾するが、一方で、とくにその初期には身近な人でも専門医でも確定的に診断できないことが時にある。誤診される。

誤診は次のように双方向で生じる。

㈠　軽い認知障害（痴呆）を見逃すこと、あるいは正常老化と見なすこと

これは認知症（痴呆症）診断に自信を持つ専門医にえてしておこる。家族が「最近おじいさんは忘れっぽくなった、認知症のはじまりではないでしょうか」と心配して外来に連れてくる。面接してみると、記憶力低下もはっきりしたものはなく、応対も自然で活発。長谷川式テストをし

ても楽々正常点をとる。MRIも年齢を考慮すれば正常範囲である。「正常の老化ですよ。誰でも年をとると少しは忘れっぽくなりますよ」と結論を伝える。しかしその半年後、記憶力低下は明らかに年齢進行を超えて増悪した。半年前の段階で認知症状（痴呆）初期を考えるべきだったろう。家族の判断は正しかった。

㈡　正常老化現象を認知症（痴呆症）初期と誤診すること

右と逆である。この過ちは、臨床経験がなお少ない若い専門医におこりがちのようだ。患者本人が「この頃忘れっぽくなった」と訴え来診することがある。家族も心配して付き添ってくる。そのような時、短時間かつ不充分な診察を行い、患者が緊張のため落着いて解答出来なかったテスト結果をそのままに評価し、その上さらにCT、MRIなど調べてその所見を過度に異常と読み取り、間違いなく認知症（痴呆症）初期だと診断する過ちである。このような誤診は決して稀ではない。この誤診は患者本人にも家族にもいろいろな意味で精神的侵襲の強いものであるし、さらに抗認知症薬（抗痴呆薬）療法が開始されるとなったら大きな失策である。

なおここで付記しておきたい。

高齢期には脳は多かれ少なかれ萎縮し、脳画像でもそれが見られる。いわゆる正常老化である。年齢相応の程度を超えた脳萎縮があれば、それは異常所見である。画像の異常所見と臨床的な僅かな認知症状（痴呆）とを結びつけて、確定的に認知症（痴呆症）ありと診断するのは常識的であろう。しかしそのような場合でさえ、なおもう一段の慎重さが必要である。というのは、あきらかに異常な程度の脳萎縮が画像で認められながら、なおそれまで通りの高い精神能力を保持している人が少なからずいる、という事実のことである。その事実を顧慮することなく、単純、安易に考えを進めるのは、なお未熟であろう。

二　精神病性の精神機能低下と認知症状（痴呆）との混同

高齢者の精神科臨床で認知症（痴呆症）との鑑別が求められるのは、うつ状態と統合失調症後遺症の人である。

㈠　うつ状態

高齢者はしばしばうつ状態になる。うつ状態では精神活動全体が抑制されるから、一見認知症状（痴呆）に似る。自発性や社会的関心も低下するから、結果として新しいことを知らない。応答も遅いし、思考の進みも悪く、ぼんやりしている。また何か質問しても、考えようともせず「わからない」と言うのみ。

高齢者のうつ状態では、自ら自分の苦しみを訴えようとしない場合が多い。認知症（痴呆症）を疑われる理由であろう。

㈡　統合失調症の後遺状態

かつて欠陥状態と呼ばれ、また統合失調症性人格変化ともいわれた。的確にその人の長い生活史、病歴を知れば診断は決して難しくはないのだが、今日の私たちの診療場面で時々次のような例に出合う。

家族あるいは介護者が高齢者を外来に同伴してきて、「この頃記憶が悪くなり家事もしない。自分からは何もしようとせず、一日中テレビをつけたままぼやっとしている」と訴える。診察室で患者はぼんやりした様子で表情も乏しく、同伴者の話にも反応を示さない。質問すると答えてくれるが、会話に興味を示さない。最近の大きなニュースを知らない。他の場合は、明るくよく笑い、付添い者の話に「そんなことないですよ、この人のほうがおかしいんですよ」と屈託なく言う。素直過ぎて、こちらのいうことを「はい、はい」と受け入れるが、頼りない。尋ねれば、ニュースなどかなり知っていることが判明するが、それに関する自分の意見などはほとんどないようにみえる。

このような場合、家族などからその人が昔どうであったか、三〇歳代、四〇歳代はどのような生活をしていたのか、についての情報をとることが不可欠である。その人が以前も家庭生活をふつうに果たせなかったこと、自分の子どもの養育も不充分にしか出来なかったこと、友だちは少なく親戚付き合いを極度に避けていたこと、、昔近所のことを被害的に気にした時期があったこと、などを知れば、現在の精神状態が統合失調症を経過した人の後遺状態（欠陥状態）ではないかとの疑いが生じる。面接を繰返し、ヒストリーをさらにくわしく知ることによって、統合失調症後遺症の診断が確定すれば、認知症（痴呆症）を考えている家族や介護者によく説明してその心配を取り除き、統合失調症への理解と対応を指導することが任務となる。

長谷川式認知症テストはこのような時、有用である。このテストを行うと、患者が意外によく出来ることに家族たちも驚くほどであり、病態の説明が容易になる。

三　認知症状（痴呆）とせん妄の鑑別

高齢者にはせん妄が生じやすい。せん妄は急性の症状であり変動、動揺があるから、一般的にはこの両者の臨床鑑別にそれほど困難はない。ただ近年長時持続し、かつ変動も乏しいせん妄が時にみられるようになった（第一部第八章第四節参照）。そのため時に、認知症状（痴呆）なのか遷延しているせん妄なのか区別が求められる。一見類似していても、この両者では変化方向性が全く違う。せん妄は進むと昏睡となるが、認知症状（痴呆）はその程度が重くなるだけである。治療やケアの方法もこの両者では異なる。

せん妄と認知症状（痴呆）との鑑別点の一つは、注意機能である。せん妄では注意機能が常に強く侵されるが、認知症状（痴呆）では後期になるまで侵されない。呼べばさっと振り向き、痛覚刺激に敏感に反応する。また低次の神経機

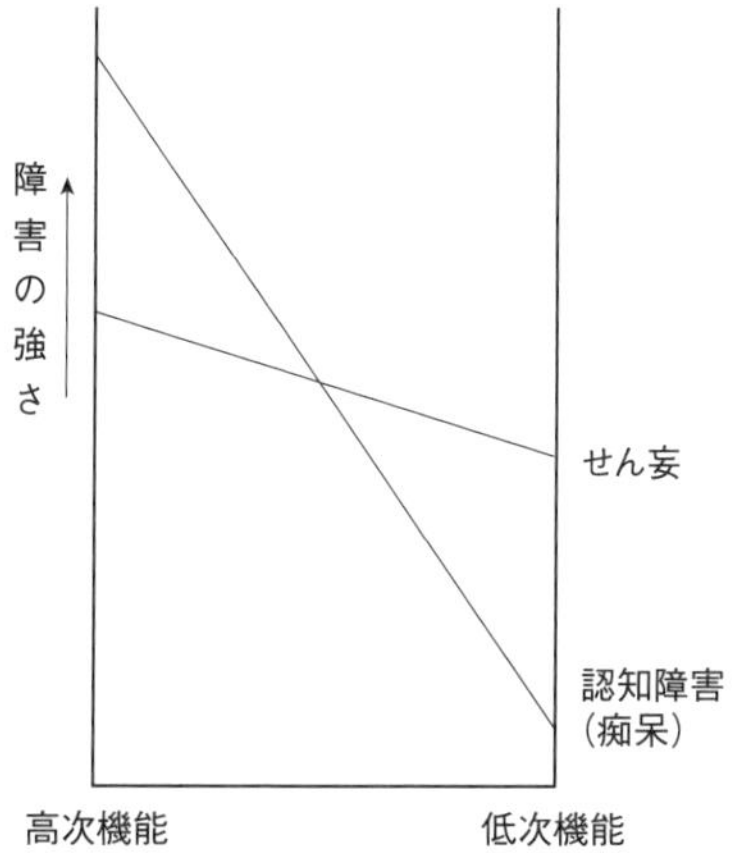

（原田憲一　1976年、島薗安雄の所論より）

図1　認知障害（痴呆）とせん妄の相違

能や習慣的行為、たとえば歩行、摂食、挨拶などは、認知症（痴呆症）では遅くまで保たれるが、せん妄では障害される。すなわち、認知障害（痴呆）では高次の精神機能が低次の機能に比べて格段に強く侵されるのに対して、せん妄では高次機能も低次機能も程度の差はあれ揃って障害される（図1）。

比喩的にこう言うことができる。認知障害では舞台は明るいがそこで演じられる内容が混乱しており、失敗が多かったり幼稚であったりする。それに対してせん妄では舞台全体が暗く、そこで演じられている俳優たちもその演技もよく見えない。

認知障害（痴呆）の人にせん妄が重なっておこることは珍しくない。とくに血管性認知症（血管性痴呆）の例に多い。その場合目前に見る精神機能低下状態のどこまでが認知障害（痴呆）でどこからがせん妄によるもの（すなわち容易に回復が期待出来るもの）なのかを判定するのが非常に難しい。その両者が重なると認知症状（痴呆症）が急に重症化したようにみえる。そう判断してしまうと、その後の治療、看護に齟齬がおこりうる。それ故、この重なり具合を適切に判定したいのだが、それが出来ないことが少なくない。そもそも目の前にある精神機能低下状態は渾然とした一つの低下精神状態であって、接ぎ木のように、あるいは水と油のように、境をもって重なっているものではない。ここで大切なことは、両者が関係している状態であるという判断をしっかりと保持し、そしてわからないことはわからないとする勇気である。その上で、丁寧な観察を続け、経過を注意深く見守ることである。

第五節　心因性の認知障害（痴呆）

心因性に生じる認知障害（痴呆）類似の状態は、ドイツ精神科医ガンゼル Ganser SJM によって一八九八年詳しく記載された。それは拘禁未決囚のヒステリー性もうろう状態であった。ガンザー症候群あるいは仮性認知症（仮性痴呆）とも呼ばれる。ぼんやりとし、キョトンとまるでとぼけているように見えたり、奇妙な子どもっぽい態度や喋り方をする。あるいはもうろうとして、現実世界から離脱して心ここに在らずといった様子を示す。質問に対して、わざとらしい誤った答を、考えもせずに返してくる。たとえば（1＋1は？）「3」（馬の脚は？）「5本」（空の色は？）「緑」など（ペーテルス Peters UH）。この「的はずれ応答」（当意即答）をガンゼルは重視したが、統合失調症の時にもみられることがある。

仮性認知障害（仮性痴呆）は詐病との鑑別が重要である。短時間の面接だけでそれを区別するのは時に不可能に近い。繰り返す面接と長時日の行動観察が必要である。

文献

・神戸文哉『精神病約説』癲狂院蔵、京都（一八七六）（復刻版・精神医学神経学古典刊行会、創造印刷、東京〈一九七三〉）
・濱中淑彦「知能障害」現代精神医学大系３Ｂ、精神症状学Ⅱ、一九一―二六二ページ、中山書店、東京（一九七六）
・原田憲一『器質性精神病』医学図書出版、東京（一九七六）
・原田憲一「老人における痴呆の臨床類型」精神経誌、八三巻三号、一一七―一二八ページ（一九八一）
・Peters UH: Wörterbuch der Psyiatrie und medizinische Psychologie. Urban & Schwarzenberg. München (1971)
・島薗安雄「意識障害をどう考えるか」最新医学、一四巻、三四八四―三四九一ページ（一九五九）
・World Health Organization: The ICD-10 Classification of Mental and Behavioural Disorders: Clinical descriptions and diagnostic guidelines. WHO, Geneva（1992）／（融　道男ほか監訳）『ＩＣＤ-10 精神および行動の障害―臨床記述と診断ガイドライン―』新訂版、医学書院、東京（二〇〇五）

第二部

精神医学特論

第一章　感情の科学

序節

一　「人間は感情の動物である」

「人間は感情の動物である」という俚諺《りげん》が口にされるが、人間以外の動物にも感情はある。ペットの犬や猫には相当複雑な感情の動きがみられるし、馬が涙を浮かべて泣くこともよく知られている。しかし人間のような喜怒哀楽など豊富な感情とその表出は、人間以外ではみられない。心のなかの感情の種類の多さ、細かさ、複雑さ、そしてそれを表現する顔面筋（表情筋）の発達の程度において、人間は他の動物を遥かに凌駕している。喜怒哀楽こそ人生であり、絶えず不安に怯えるのも人間である。人間が他の動物から区別される最大のものは知性であろうが、感情もそれに次ぐ。人間が感情の動物というのは間違っていない。

二　知情意—とくに知と情について

古くから人間の精神の働きは知情意、すなわち知性、感情性および意志（あるいは意欲）の三領域に分けて論じられた。このうち意志は、心理学的に独立して取扱うことが難しいとされてきた。確かにそれが欠けた状態は意欲低下、無関心など、異常心理学、精神医学的に明らかにみられるのだが、知と情に比べると意の領域はよくわからない。それに対して知と情については、多くの研究がなされ、多くの論議が行われている。

一七、一八世紀の啓蒙哲学時代、感情、情念は哲学、心理学の中心課題であった（デカルト Descartes R、カント Kant I）。人間精神の理解にとって感情、情念は最大の考究対象だった。

その一方で、近代科学はその感情を排除するところから始まった。感情が本質的にもつ主観的、非対象的、不合理的などから極力遠ざかることが近代科学の向かう道である。近代心理学はその流れのなかで、思考心理学、認知心理学を発展させる。今日認知科学 cognitive science として隆盛を極めている。ニューロコンピューターの作製を目指すいわゆる「人工知能」学者や脳科学者の多くは、人間の思考や行動を合理的なものと捉えて、不合理な感情を無視あるいは軽視する。

このような自然科学、情報科学の滔々とした流れに対して、感情の重視、知性の不合理への注目は常にあった。異常心理すなわち精神病理を研究する人たちがとくにこの問題に敏感であった。フロイト Freud S がその第一人者であろう。彼は人間の思考の不合理性を明らかにすることに大きな貢献をした。またスイスの精神科医チオンピ Ciompi L は「感情論理」という語をつくり、感情と思考の関連を論じた。感情と思考、すなわち情動と論理の両者は二重システムであり、一つの全体としてまとまって心（脳）のなかで動いている。「認知—感情シェーマ」として結びついて機能している、と説く。考えてみればチオンピの指摘を待つまでもなく、思考は感情に彩られているし（たとえば「核実験は許せない」と主張する時）、感情は思考によって変えられる（愉しい時は明るく考え、辛い時は悲しく考える）という事実を私たちは日常的に体験している。人間において思考と感情が結びついていることは明らかである。

知と情をめぐって、ピアジェ Piaget J は次のように言ったが、大変わかりやすい。「知能は行動の形に、感情は行動のエネルギーに。」

三　感情と性格（パーソナリティ）

性格、人格、人柄などと一口で呼ばれるものは、その人の感情のあり方、感情性の特徴と大きく関係している。その人らしさには知も意も重要だが、とくに感情のあり方がその特徴付けに支配的である。感情がいかに人間にとって、とくに社会的存在としての人間にとって大事であるか、よくわかる。感情性は人格の骨格を成す。性格問題、パーソナリティ障害などの際、感情に視点を当ててその人の精神的問題を考えることが大切である。

第一節　感情の神経科学

一　感情の神経心理学―感情の中枢

古い時代、感情は心臓に、あるいは胆汁のなかにあると考えられた。ヨーロッパでも中国でも同様であった。今日、感情は脳の働きであるということを疑う人はいない。その知識の発展には先人の長い長い努力があり、多くの議論があった。その中の代表例を一、二回顧しよう。それらは既に古典的文献に属するが、現在の新しい脳科学の知見に立っても決して棄ててよい業績ではない。なおいろいろな点で、基礎的なあるいは今後の羅針盤たる資格を含んでいる。

(1)　ランソン Ranson SW らの実験（一九三五年）

猫の視床下部の後部を電気刺激すると猫が怒ったような表情、姿勢をとる。痛くて怒っているのではない。すぐ近くの視床下部前部を同じように刺激しても怒りの反応はおこらない。却って眠ったりぼんやりしたりする。人間の怒りと同じ感情を猫が感じているかどうかわからないので、人はこれを慎重に「見せかけの怒り shame rage」と呼んだ。ランソンの実験は感情と似た反応が、脳の狭い一定部位の刺激で生じることを明らかにし、感情機能が脳のなかに局在していることの証拠となった。

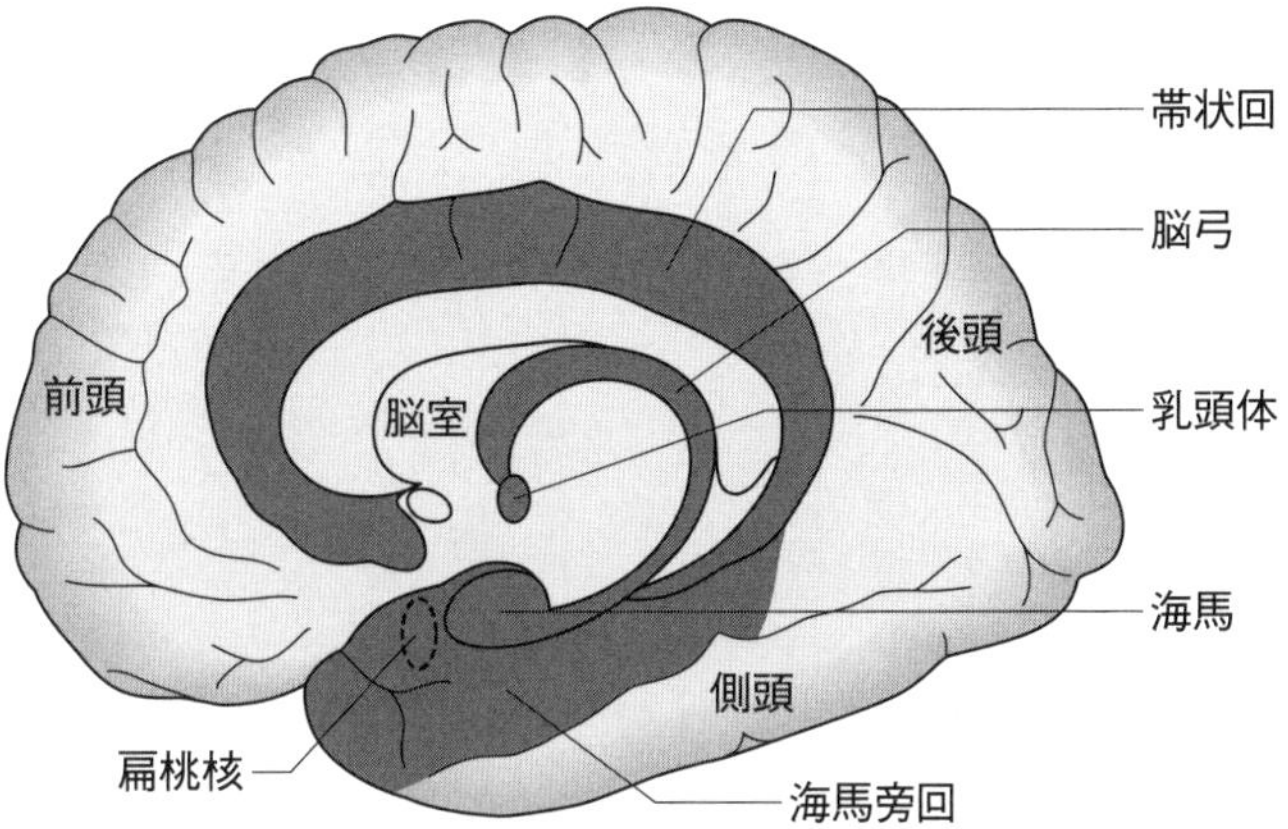

図1　人間の大脳右半球を内側から見た図：辺縁系（黒の部分）

(2)　オルズ Olds J の実験（一九五八年）

彼は動物の脳内に電極を埋め込んで、動物がバーを押して電気刺激を自ら得られるようにした。そうすると動物は快感を感じる部位には好んで刺激を求め、逆に不快感を生じる部位にはやがて刺激を送らなくなることを観察した（自己刺激法）。そして快感系（報酬系）は海馬、扁桃核、帯状回などに、不快感系（処罰系）は視床下部、脳幹網様体などに存在すると報告した。

(3)　多くの臨床―神経病理学知見

二〇世紀、とくに前期および中期に、病理解剖学の発展のなかで、脳の局在的病変と生前の臨床症状の対応について沢山の業績が積み重ねられた。脳外傷や脳梗塞例、ピック病やヘルペス脳炎、さらには側頭葉切除例などで感情変化と脳病変の部位とが丹念に対照された。そして次第に感情と側頭葉や前頭葉との結びつきが確かめられ、辺縁系（辺縁脳）がクローズアップされるようになる。

感情が担われている大脳の領域として今日考えられているのは、辺縁系（辺縁脳）limbic system, limbic brain である（図1）。それは脳室の縁に沿って拡がっていて、発達史的に古い旧皮質がその主体を成す。より下等な動物に比べて哺乳動物で大きく発達する。辺縁系は海馬回、海馬旁回、帯状回などの大脳旧皮質と乳頭体、扁桃核などから成る。かつてペーペッツ Papaz JW（一九三七年）が、海馬—乳頭体—視床前核—帯状回—海馬傍回—海馬を感情に主要な働きをするサーキットとして指摘したことと大略重なる（ペーペッツの情動回路）。辺縁系が感情と深く関係していることは、この領域の損傷時の臨床観察から次第に明らかにされた。良い例はヘルペス脳炎である。この時、辺縁脳が選択的に侵される。そして強い感情面の変化と記憶障害が生じる。この場合の記憶障害はとくにエピソード記憶で著しい。

辺縁脳が感情とも記憶機能とも密接に結びついていることは非常に興味深い。感情と記憶が関係深いとはどういうことか。

人間の感情は、生後の成長のなかでさまざまな体験をしながら次第に形成されるものである。感情は長い間の感情体験を通じてそれぞれの、その人らしいパターンをもつようになる。すなわち過去の多くの感情体験は記憶に乗っているということであろう。極端に言えば、感情は一種のエピソード記憶だといえるのではないか。

また次のようなことを考えてみるのもよい。人は過去の何かの出来事を回想する時、ほとんど必ずその当時の感情も付随して思い出す。さらに、強い感情を伴った経験はよく記憶される。感情と記憶機能とが脳の同じ部位で担われているという事実は、多くのことに現れているし、考えさせられる多くのことを示唆する。エピソード記憶システムは発達史的に新しく、人間に特徴的といえる（第二部第四章参照）。感情の大きな発展とエピソード記憶システムの発達とは、併走したと考えられる。

近年大脳の左右両半球の機能分化が論じられ（大脳側性化 cerebral lateralization）、そのなかで感情機能もとりあげられる。言語機能は優位半球（右利きの人では左脳）で、非言語的、全体的認知機能は劣位半球（右脳）でおこなわれることは大まかなところ承認されている。感情性や直観力は右脳と関係が深いといわれる。しかし左右脳と感情について、なおあまりはっきりしたことを言うべきでない、と私は思う。

二　薬物と感情——精神薬理学

アルコールで酩酊すると、不安は薄らぎ気持は愉快になる。ある場合は不機嫌になり怒りっぽくなる人もいるし、いわゆる泣き上戸もいる。その反応は個人差があるが、アルコールが脳の神経細胞に働いて感情を変化させる。

感情に作用する薬物は、アルコール以外にも沢山ある。モルヒネやコカインなどの麻薬がやはり強く気分に影響する。その気分変化を求めてそれら薬物の乱用がおこり、ひどくなると依存症に陥る。数十年前から開発された向精神薬には感情に強く作用するものがある。抗うつ薬はうつ気分の改善を目指して作られたし、抗不安薬は不安を軽くするために用いられる。

薬物という化学物質が感情に直接影響を与えるということは、逆に言えば感情が脳内の化学的過程と関連して生じていることの明白な証拠である。感情以外の精神機能に働く他の向精神薬も多数開発された。これら化学物質と精神機能との関係を研究する学問が精神薬理学である。精神薬理学は今日なお原因不明の精神病（統合失調症や躁うつ病）の生化学的基盤を次々に明らかにし、さらに神経伝達物質やシナプスの機構に関する知見を拡大して、脳機能一般の解明に大きく貢献した。感情もそのなかに含まれる。

三　感情と自律神経系

感情はとくにそれが強度な時、常に自律神経症状を伴う。心臓の拍動、呼吸の変化、発汗や冷感、血圧の変化、消化器症状、尿意などの泌尿器症状がおこる。ふるえや筋緊張の変化など不随意の身体症状もみられる。感情の中枢が視床下部といわれたことを既述したが、視床下部は正に自律神経の中枢でもある。感情と自律神経機能とは密に結ばれている。

感情の生起と自律神経症状の発来との因果関係については、第一部不安の章で述べたので繰り返さないが、人間の精神の働きが脳において如何に複雑にかつ緊密絶妙に共同作業しているか、驚異に値する。

第二節　感情の心理学

一　さまざまな感情

本章で感情と一様に言い表わしてきたが、説明しなければならないいくつかの事柄がある。感情と類縁の言葉に、情緒、情動、気分、気持などいろいろある。日本語でも外国語でも同様である。英語では feeling, emotion, sentiment, mood, affect, passion など。これらの言葉は、人により区別して用いられる。たとえば情動 emotion は急に動く強い喜怒哀楽を指し、気分 mood はゆっくりと動く、かつ何日間も同じように続く感情状態に用いることが多い。しかしはっきりした定義があるわけではなく、使用法も一般化しているわけでは必ずしもない。ドイツ精神医学で気分 Stimmung とは、それが特定の対象、出来事に対してでない、ある程度持続的な漠然とした感情状態を指すことがある。基底気分という表現がされる。ＩＣＤ-10（国際疾病分類第一〇版）の気分（感情）障害 mood（affect）disorder にしてもその用語の概念をどこまで意見一致して用いているのか、不明である。

私たちは快、不快、喜怒哀楽を日常的に体験している。なじみある、よく知っている感情である。これらは日常語であり、使い慣れている。人間関係のなかで私たちの心に生じる感情として、愛、尊敬、信頼、憎しみ、嫌悪などがある。これら種々の感情の心理学的分類は多くの学者によってなされた。たとえば、感覚感情—生命感情—心情感情—人格感情という四分類があるし、さらに社会感情、道徳感情という種別もある。私は感情をあまり細分しても使いにくいし、それに憶えにくいので、次の二分（身体感情と精神感情）がわかりやすくかつ過不足ないと思う。

二　身体感情と精神感情（表1）

身体感情とは身体的な快感、不快感を中心とする。暑い日に涼しい木陰に入って「ああ、好い気持だ」と感じる爽快感、頭が重く「朝から何となく気分が悪い」という時の不愉快感などである。

表1　感情の心理学的分類

身体感情	精神感情
身体感覚に近い	身体感覚とは無関係
自律神経症状が強い	弱い
一般的、共通的	個人的、特殊的
具体的、即物的	抽象的、観念的
動物的、生物学的	人間的、社会的
無条件反応的、生得的	条件反応的、後天的

この感情は身体感覚と直接結びついている。痒い皮膚を掻いて感じる気持の良さといったように。また自律神経の反応を伴いやすい。個人差はあまりなく一般的、共通的である。その感情が生じる理由とその結果の感情の質の関係は具体的で単純である。動物も当然有しているであろうし、人間の場合生得的で、乳幼児期に既に具わっている。無条件反応的といっていい。文化によって学習、修練されて出来たものではない。

それに対して、精神感情はより人間的、社会的な感情であり、対人間感情、道徳感情、美的感情、宗教的感情などを含む。それは身体感覚とは関係ない。どんなに強い身体的苦痛や不快な感覚のなかでも、人は満足感、愉悦感、幸福感をもつことが出来る。素晴しい芸術作品に接して味わう感動、疲労困憊し切っていても望んだことを達成した時の満ち足りた感情など。強い自律神経系の反応は伴わないのが普通である。精神感情は個人によって大きな差がある。感情を引き起こした原因と生じた感情の間には一定の関係はない。その意味で抽象的、観念的といえる。いうならば人間的、社会的感情である。動物より人間において著しく発達した感情である。それは生後の長い心身の発育のなかで、条件反応的に、つまり後天的に形成される。養育環境、学習、社会文化の影響など多くの要因によってその有り様は決まる。

身体感情と精神感情の二種についてその典型の特徴を上述したが、その違いは程度問題であり、決して両者がすべて明確に区分けできるものではない。現実には、より身体感情的かあるいはより精神感情的か、である。両者の特徴はその境界領域では入り混じる。

本章の初めに挙げた「人間は感情の動物である」という俚諺には、「人間は精神的感情をもった動物である」という自負と、「人間はどこまでいっても身体的感情から自由になれない」という慨嘆とが含まれていよう。

三　感情の力動（ダイナミックス）

感情の動き方、動く仕組みに一般的な原則がある。以下、ブロイラー Bleuler E の見解に従って述べる。

(1) 感情は身体、行動、思考に表現される：すなわち感情は外に現れる。感情を押し殺して外に出さないようにすることはある。「顔で笑って心で泣いて」ということもある。欧米人と比べて私たち日本人の方がそのような屈折した無理な努力をするようだ。感情の表出は、このように文化によって異なる。しかし何らかの形で表現されるのがふつうである。良い感情は身体機能を活発にし、行動を滑らかにし、人間関係を安定させる。そして思考を明るくする。その反対に悪い感情は身体機能を鈍くし、行動をぎくしゃくさせる。思考も暗くする。

(2) 感情は次におこる感情に影響を及ぼす：厭な感情のあとでは、愉しいことがあってもその楽しみの感情は半減する。好気分の時は、次に生じる感情を一般に良い方向に持ち上げる。

(3) 感情は放散する：感情のハロー効果ともいう。ある一つの体験に対しての感情は、同時にそのまわりの体験に放散する（irradiation）。恋人と歩く場所は、美しい所と感じる。厭な知らせを受けた辛い感情は、その知らせをもってきた人にもぶつけられる。「八つ当たり」現象であり、「坊主憎けりゃ袈裟まで憎い」「あばたもえくぼ」である。上記(2)は時間的に前後の感情であり、(3)は同時的に空間的別方向への影響である。

(4) 感情表現の形は変わりうる：感情をそのままストレートに感じ、かつ表出するのでなく、社会的に許される形に移し変えることができる。精神分析学でいう昇華 sublimation である。強い怒りをスポーツに熱中することによって沈静させる。ある人への激しい嫌悪感が、「あの人があんな態度をとるのはあの人が過去に不幸だったからではないか」と推察することによって、同情に変わりうる。これは分析学でいう合理化 rationalization でもあろう。

(5) 感情の回避および蓄積：マイナスの感情を軽くするような思考、行動をとる（回避）。たとえば誰かが自分を悩ますとその人から遠去かろうとする。回避や前述の昇華、合理化がうまくいかないと感情は蓄積する。蓄積すると緊張が持続し、爆発し、あるいは意識下に抑圧される。葛藤として伏在する葛藤が適切に処理されない時、神経症や歪んだ人格形成がおこる、あるいは心身症となる。

以上がブロイラーの優れた指摘に私が少し注釈を加えたものであるが、感情の動き方について、もう一点私見を付加したい。

それは、悪い感情は長く続くが、良い感情は短く通り過ぎる、という原則である。最も端的な例として、抑うつ病期は長く躁病期は短いという躁うつ病の経験を挙げられよう。しかし躁うつ病はともかくとして、一般的にこの原理は相当の妥当性をもっている。人間の感情とはそういうものらしい。理由はわからない。古くから「苦しみは長く続き、喜びは一瞬に飛び去る」と詩人が謳った。人間の本性がそうなのか、歴史の長い悲惨さが人間をそうしたのか？「人間は真面目になるとゆううつな気分となる」という世俗の格言も、人間感情の基調傾向を示しているのだろうか？

四　転移感情

転移 transference は精神分析学の概念である。転移は感情だけでなく思考にも行動にもある。フロイトは初め感情をとりあげたので、当初転移すなわち感情転移とされたが、その後広く、ただ転移という。

フロイトの原義は次のようである：患者―セラピストの二者関係のなかで生じる。精神分析が深まると患者からセラピストへ向けて強い感情がおこる。その感情はかつて患者が他の特定の人に抱いていた感情で、それが解決されないまま意識下に残っており、今目の前のセラピストに向けてそれが湧き起こっている。

これが転移感情であり、その動きが感情転移である。転移感情には、陽性感情（愛、尊敬、信頼、好感など）のこともあるし陰性感情（嫌悪、憎しみ、軽蔑、不信など）もある。フロイトはこの転移感情を適切に処理することが精神療法の要諦である、と言う。さらに精神分析では患者の感情転移に接して、セラピストにも強い感情が生じることを重視し、それを逆転移と名付けた。

転移を本章で取り上げたのは、転移の中心は感情問題であり、しかも心理臨床、精神科診療において日常的に極めて重要だと思うからである。しかし私はここで転移感情を考える時、フロイトの原義に狭く限定せず、より広く一般化して、人間関係のなかの感情のやりとりの問題として論じる。この、より拡大した転移概念は、ただ私ひとりだけでなく今日多くの専門家が用いているもので、ひどく異端というわけではない。

拡張した転移感情とは次のようである。AとBの二人がいる。その二人は友人関係でもよいし男女関係でもよいし家族同士でもよい。もちろんセラピスト―患者（クライアント）も含まれる。付き合っている間で、Aに対してBが強い感情をぶつけてくることがある。その時、Aに向けられたBのその感情の淵源は過去のBの長い感情生活に由来しているのであり、決してAにのみ原因があるのではない、ということ。Bが過去に体験した多くの人との感情交換、そのなかでBの感情パターンが形作られたのである。全く突然、今Aに向けて、Aの所為《せい》でBにその感情が生じたのではない。もちろんAに対して涌き起こったのだから、Bのその感情の一部の理由はAにあるし、きっかけをAが作ったと考えるのは当然である。しかし、繰返すがAに向けられたBの感情すべての原因、理由がAにあるのではない。

そして、今度はBに向けてAに強い感情がおこる。逆転移である。その時に、Bの転移感情について右に述べたことを、Aは自分の逆転移感情についても考えねばならない。自分の感情もその原因がすべてBにあるのではない。A自身の過去の感情体験のあれこれが、絡み合って生じている。Bの転移感情に触発されたには違いないが、すべてがBの所為ではない。Bの転移感情もそれに対して生じたAの逆転移感情もそのように考えることによって、感情自体も変わるし、相手の理解も変わる。人間関係において大事なことだと思う。

その際過去の淵源を探ることは必要でないし、また簡単に探せるものでもない。精神分析学ではそのことこそを重視するが、私はその作業の困難さ、複雑さ、確証の不確かさ故にとくにこだわりたくない。ただ、人間関係における転移感情というものを知り、実際の現場でそのことを深く考えることが大切だと思う。それだけで事態が変わる。

対人関係における人間の感情を前述したように受け止めることは、決して感情性の乏しい人間になることではない。また感情的に中性的であれということでもない。一寸相手に慕われてすぐ有頂天になったり、あるいは一寸嫌われてすっかり自信喪失したりあるいは相手を軽蔑したりすることが、感情性豊かとはいえない。薄っぺらな感情の持ち主というに過ぎない。感情を転移という見方からいつも考え続けることは、豊かな感情性を育てると私は信じている。

第三節　感情の精神病理学（異常心理学）

精神医学的に問題となる重要な感情の異常は沢山ある。不安、うつ気分、離人感、器質性精神障害の感情変化（多幸、感情失禁、感情易変など）は第一部で述べた。ここでは次の二つの異常感情について触れる。

一　両価感情 ambivalent feeling

両価性 ambivalence とは、相反する心の動きが同時に生じ、心のなかでせめぎ合うことである。感情だけでなく思考や意志、欲求の領域でもおこる。

両価性は統合失調症の時に、とくに問題にされる。それによって精神の統一性、安定性が失われ、現実認識にも対人関係にもそして社会生活にも困難が生じる。ブロイラーは次の四つを統合失調症の基本障害とした。すなわち自閉 autism 、感情障害 affect disorder、思考の連合弛緩 association loosing および両価性 ambivalence。頭文字をとって「四つのA」といわれる。

両価性は、正常心理のなかにもみられる。「愛憎相半ばする」というのは多くの人の心理にある。つまり両価性が常に病的心理とはいえないが、その程度が強く、かつしばしば生じる時は、本人自身悩み、あるいはなす術を失い、生活に困難が生じる。

二 感情失読症

この概念は比較的最近、一九七〇年代になって登場した。それは感情表出が乏しく、対人的に感情の交流がふつうに出来ない、自分の感情をうまく認知出来ない、自分の気持が読めないといった状態を指す。相手の気持が読めないというのとは異なる。自分の感情をうまく読み取れないという意味で感情失読症 alexithymia という。

感情失読症が問題にされたのは神経性不食症 anorexia nervosa においてであった。骨と皮ばかりに痩せ細ってもなお「私は元気です。これでいいのです」と主張して活動的に動きまわる。そこに感情失読症をみる研究者がいる、失感情症や失感情言語化症という訳語を使う人もいる。自分の不安、うつ感情を強く訴える神経症状態と対照的に、身体の故障がありながら、感情の動きが少しも表面に出ない心身症の本質を感情失読症とみなす立場もある。

しかし、感情失読症についてはなお熟した概念とはいえず、今後どのような展開をするかわからない。

文献

- Bleuler E: Lehrbuch der Psychiatrie. 15 Aufl.（neubearb. von Bleuler M）Springer, Berlin（1983）
- Ciompi L: Die Emotionalen Grundlagen des Denkens: Entwurf einer Fraktalen Affektlogik. Vandenhoeck & Ruprecht, Göttingen（1997）
- Papez JW: A proposed mechanism of emotion. Arch Neurol Psychiat 38: 725-743（1937）
- Piaget J（波多野完治、滝沢武久訳『知能の心理学』みすず書房、東京〈一九六〇〉）
- Ranson SW, Kabat HD, Magoun HW: Autonomic responses to electrical stimulation of hypothalamus, preoptic region and septum. Arch Neurol Psychiat 33: 467-477（1935）
- World Health Organization: The ICD-10 Classification of mental and behavioural disorders: Clinical descriptions and diagnostic guidelinees. WHO, Geneva（1992）／（融　道男ほか監訳）『ＩＣＤ-10 精神および行動の障害―臨床記述と診断ガイドライン―』新訂版、医学書院、東京（二〇〇五）

第二章　統合失調症症状の理解

序節　理解するということ

　ある事柄を理解するとはどういうことか。わかる、納得できた、ということである。不思議さがなくなり、不審さが消えることである。ある人を理解するというのは、その人の心の動きや行動がどうしてそうなったのか、不思議でなくなることであろう。統合失調症の人が示す症状は、時になかなかわかりにくい。そのため社会的偏見が生じやすい。二〇世紀初めに統合失調症の概念が出来てからの一〇〇年間、その症状を何とか理解しよう、解明しようと精神医学は厳しい努力を続けてきた。

　本章の初めにまず、理解する、わかるということについての哲学的考察が必要である。哲学者でありかつ精神医学者でもあったヤスパース Jaspers K は、それについて次のように論じた。彼は理解、すなわちわかり方に、説明と了解の二種類を峻別した。「説明」とは知的な理解であり、その典型は因果関係による理解である。自然科学的理解であり、客観的、一義的、法則的である。たとえば、日蝕は太陽と地球の間に月が入って太陽の光が月によって遮られるからだ、という理解はヤスパースの説明に当たる。その説明がなされる以前の人類にとって、日蝕は不思議な神秘的な恐ろしい現象であった。科学の発達によってその説明が可能になり、その説明によって日蝕が理解されたのである。

それに対して「了解」とヤスパースがいうのは、人間が人間の心を理解する時の仕方である。共感的理解であり人間的理解である。親しい人を失って悲しんでいるのをみて、「あの人の気持はわかる」という場合の理解である。心理的理解、感性的理解である。了解は人間心理や歴史、文化現象などの理解に欠かせない。主観的、多義的、個人的要素が大きい。しかしだからといって、全く恣意的で人間互いの間で共通性がないわけではない。経験科学的に検証し、限界をもちながら一定の共通理解をつくることは出来る。

ヤスパースはこのように説明と了解を並列して区分したが、日本の精神病理学者のなかにはこの二種を受け入れながら、別々のものと分けずに考える人もいる。安永浩は「説明は了解の一部である」といい、笠原嘉は「了解は説明を包み込む」という（原田憲一、一九八六年）。ともに了解を広く考え、説明をそのなかの特殊な理解の仕方だとする。このことはさらに論究されるに値すると思う。

ピアジェ Piaget J は、了解方法が必要な学問を人間科学 human science と呼んだ。社会学、言語学、文化人類学、心理学、精神医学などがこれに属する。いずれも人間の精神活動がその研究対象の中心となる諸科学である。人間科学が自然科学と異なるのは、実験科学ではなくあくまで経験科学であることだろう。しかしよく誤解されているように、経験科学は実験科学に比べて本質上科学性が低い、つまり非科学的だ、ということはない。科学性の高さ・低さは、その両方の個々の研究についていえることである。ただ経験科学の仕事が高い科学性を保持するのは、実験科学の場合より一般に難しい。そのためには、研究者がより厳しく自分の研究を論理的に構築することが求められる。

統合失調症の概念がクレペリン Kraepelin E によって二〇世紀の初めにまとめられて以後、半世紀近くの間は統合失調症の人の示す症状の詳しい観察、整理が精神医学の大事な仕事であった。言語化して把握することがなかなか難しかった統合失調症の異常が、ブロイラー Bleuler E やシュナイダー Schneider K の業績を主として、症状学レベルでほぼ完成したのは二〇世紀半ばである（第一段階）。次いでそれら症状の意味、由来、原因を求めての研究が続く。ドイツや日本を主とした人間学的精神病理学が、英米では精神分析的理解や家族研究、社会学的研究が展開した（第二段階）。これらはすべて統合失調症の症状をいかに理解するか、症状の基にある問題は何か、を探る研究である。そして二〇世紀後期に入って急速に進展したのは、統合失調症自体あるいは統合失調症の個々の症状の基底にあるであろう脳の生物学的過程の探求である。それは情報科学、脳科学、遺伝子解析、脳図像学など、近年の科学技術の発展に支えられておこなわれた（第三段階）。

第三段階の統合失調症理解は、いわゆる説明的理解である。この分野の理解は今後ますます進められるであろうが、しかしそれはどこまでいっても統合失調症の人が示す症状の了解的理解とは別のものだろう。今日、私たちに必要なのは、統合失調症症状を了解的にどう理解できるかということである。統合失調症の人の治療、支援に当たる臨床の場にいる私たちにとって、それがなにより切実である。

第三段階の脳科学的な統合失調症の理解が充分に果され、最終的に治療、予防が可能になれば統合失調症自体が消えてしまう。そうなればその症状の了解的理解云々は、少なくとも社会的、医学的には問題にならなくなる。病気がなくなるのだから。それは丁度、進行麻痺で論じられた精神病理学論議が、その病気の完全な制圧後すっかり歴史のなかに埋没されたように（原田憲一、一九八七年）。統合失調症が進行麻痺と同じ命運を辿るかどうかは、現代精神医学の大問題である。私は今安易にどちらとも決めつけられないと思う。

本章では統合失調症の人が示す異常心理症状が、どのような心理学的土台の上に生じているのか、または心理学的本質に基づいているのかということを問題にする。それによって統合失調症の人の臨床症状を少しでも理解しよう、わかろうとする努力である。

具体的には統合失調症の症状の心理学的背景、心理学的基盤を自我心理学の知見に立って述べる。第一節で、自我意識についてのヤスパースの定義と自我の発達心理学についてのピアジェの業績を紹介し、それを援用して第二節で統合失調症症状の自我心理学的理解をフリーマン

Freeman Th から多くを借りて述べる。ヤスパースもピアジェもフリーマンもその業績はすべて古典的部類に入るけれども、私は彼らの見解が古びていて不用になっているとは思わない。それらは今日でも人間の、そして統合失調症者の理解のための基礎的考え方の中心部分を担っていると考える。その価値は揺らいでいない。

そして付節として、精神生理学的知見からの統合失調症症状理解について触れる。それは自我心理学からの理解から離れて別の統合失調症理解の良い例であるし、自我心理学ではどうにもならない統合失調症の人の慢性の行動特徴の理解を助けるからである。

第一節　自我意識とその発達

一　自我について—ヤスパースによる

自我、自我感情、自我意識、自我機能などいろいろな表現がある。ここではこれらをとくに区別せずに用いる。

自我意識は、人間においてとくに発達した精神機能である。他の哺乳動物にも自我の芽生えはあるが、人間のそれに比べると格段の差がある。自我意識とは対象意識に対するものである。

ヤスパースは自我の形式上の標識として次の四つを挙げた。

(1)　自我の能動性、活動性 activity（能動性の意識）：自我は能動的で活動的なものである。わかりやすくいうと、「自分はここにいる」というはっきりした意識（存在意識）であり、「自分は今考えている」「自分は悩んでいる」「私は今散歩している」という意識（実行意識）をもつ。「私は命令されて、いやいやながらここに来ている」時でも、命令に従っていやいやながらここにいるのは「私である」という意識はしっかりとある。「あのことで私は悩まされている」という時でも、悩みの種は他の人にあるわけだが、それを悩んでいるのは「私だ」という意識は確然として自分の心のなかにある。それがふつうの自我の状態である。

(2) 自我の単一性 oneness, unity（単一性の意識）：「この手も足も私の体の一部である、私のものである」「私は一人の人間だ」という意識を指す。「この感情は私の感情であり、いま頭のなかで考えているのは私の考えである」という意識でもある。思考や感情や身体とその動きが自分に属している、自分の一部であるという意識は、自我が単一のものだという意識であるが、またそれらの自己所属感といってもいい。「私のなかに二人の人間がいる、良い私と悪い私」というが、それは比喩に過ぎない。「私という人間のなかに、まるで良い人と悪い人といっていいような良い面と悪い面がある」と主張しているのであって、本当に自分が一人なのか二人いるのかわからない、などと思っているわけではない。「私は私が知らないうちに薬をのんでしまった」という時でも、ぼんやりしてはいたが、薬をのんだのは「ほかの誰でもない、この私だ」ということは内省できる。

(3) 自我の同一性（連続性）identity（同一性の意識）：「昨日の私と今の私は同じ私である」と

いう意識、すなわち時間の流れのなかでずっと同一の自分が続いているという意識である。「私はあの事件以後、人間が変わってしまった」あるいは「あの人の薫陶を受けて私は生まれ変わった、別の人間になった」というが、それも比喩である。「変わった私、生まれ変わった自分は、それ以前の私とひとつながりの私である」ということは、自明のこととして肯定される。

ヤスパースはこのことを同一性と呼んだが、私は自我の連続性というほうがわかりやすいと思う。

というのは、同一性 identity という用語が近年、心理学、精神医学、社会学で幅広く用いられ、その意味が拡散しているからである。性同一性、職業同一性、集団同一性などと使用される。その場合は、自分とは如何なる人間か、どんな生き方をしていったらいいのか、といった生活上の役割意識、社会のなかの自分の占める位置などの意味合いが濃い。ヤスパースのいう同一性はそれらの自己の諸様相の根源にある、「自分は自分である」という意識に関してのことである。同一性という語では従って今日わかりにくい。自我の連続性といった方が端的でわかりやすいと思う。

(4) 外界に対立する自我 self in opposite to outer (自我境界 ego-boundary)：「自分と他人とは別の人間である」「自分と環界とは別のもの」という意識をいう。「うっとりと自然のなかに身も心も溶け入る」という体験は誰にでもある。それは一時の恍惚境であり、直ちに現実の外界対自我の世界に呼び戻せる。「私はあの人と一心同体だ」というけれども、一心同体と形容出来るほど堅く結び付いているという意味であって、言葉通りにそう信じているわけではない。

ヤスパースが指摘した自我意識の四標識はすべて、私たちの意識の上に日常的に自覚されているわけではない。そういう意識はふだん私たちの意識の上にはのぼってはいない。しかし、振り返ってみれば誰にでもこの意識は疑いようもなく存在している。確かに自分にしかわからず、主観的なものではあるが、自明なものである。

二　自我の発達―ピアジェによる

スイスの心理学者ピアジェは子どもの心理発達を莫大な観察によって科学的に解明した。人の心理発達については多数の研究があり、発達段階の区分についても多様な考え方がある。しかし私は、ピアジェの説が最も妥当でかつ簡明なものと思う。とくに自我意識の発達の観点からはそうである。以下、ピアジェの考えに沿って解説する。

(1)　乳児期（〇～二、三歳）：自我は未発達である。この時期には乳児は自分が世界の中心にいて、自分と外界は渾然一体である。自我境界はない。ピアジェはこれを「物理的世界のなかの自己中心性」と名付けた。言語機能はこの間少しづつ発達する。

(2)　幼児期（二、三～七、八歳）：二、三歳の頃、自我は急速に芽生える。そしてその後ゆっくりと発達していくが、なお、その発達は不充分である。この時期の自我状態については保育園児、幼稚園児の行動を思い浮かべてみるとよくわかる。園児たちは一人遊びをする。他の子どもと同じ砂場で遊んでいても、本質的には一人一人が勝手に遊んでいる。背中合わせで自分の目の前のことに熱中している。独り言をいう。知覚と表象（頭のなかの観念）との区別が未分化なため、自分で思っていることに対してあたかも他人に対するように応答する。外界と自我との境界がなお完成していないから、自分の表象を外からの声のように受取ることも生じる。幻覚と同じ現象といってよい。物体と生物の区別が不分明で、物体が生きているように思う（アニミズム）。人形が本当に生きていると感じる。あるいは逆に、生きているものを物体と同じに扱う。後者は、幼児が生物に対して思わぬ残虐性を発揮する理由である。この時期に、言語機能はほぼ充分に発達する。

(3) 学童期（七、八～十二、三歳）：自我機能はこの時期にますます発達し、後半にはほぼ完成域に近づく。小学校低学年ではなお幼児期の自我の未発達さを引きずっているが、以後急速に発達する。小学校中学年になると、自我境界が確立し、自他の区別がはっきり出来る。それは小学校の中、高学年児の行動を思い浮かべるとよくわかる。子どもたちは仲間づくりが出来るようになる。仲間をつくって遊び、ゲームをし、またいたずらもする。仲間で行動するということはルールに従った役割分担が出来るということ、すなわち自他の区別がしっかり出来るのである。第一反抗期も自我意識の発達の結果である。また教育可能になるのも自我の発達によってであり、世界中どこの国でも初期の集団就学はこの時期からおこなわれる。

(4)　思春期（十二、三歳〜二〇歳）：前の時期に一応完成の域に達した自我は思春期に適正さを越えて肥大する。すなわち万能感をもち人生はバラ色に輝く。「世界は自分のもの」という気概に溢れ、その裏返しでまわりの人や社会を軽蔑し、理想主義に走る。一方で孤独に浸り、孤高を自負する。ピアジェはこの状態を「世界のなかの自己中心性」と呼んだ。第二反抗期はこの自我状態の現れである。社会や大人への反抗が激しい。他方優れた芸術的才能や科学的発想もこの時期に生まれる。

この思春期がいわゆる先進国では社会的条件によって長引かされている（モラトリアムの延長）。昔は二〇歳にもなればもうすっかり大人であり、社会的に一人前として扱われたが、今日では知識や技術の修得のために三〇歳近くまで半自立の生活を余儀なくされる。それが現代の社会で、思春期およびその後の若い人たちに、さまざまな精神的問題を引き起こす一つの原因になっているといわれる。

(5)　成人期：思春期に肥大した自我は社会生活のなかで鍛えられ彫琢されて、次第に成熟する。社会化がおこなわれる。

ピアジェの自我発達段階は非常にわかりやすく、その各発達の状態は目に見えるようである。自我の発達はもちろん徐々に常に少しずつ進んでいくのだが、ピアジェによると、そのなかでも二、三歳と七、八歳にとくに飛躍的に自我機能の発達があるという。発達過程がやや段階的なこと

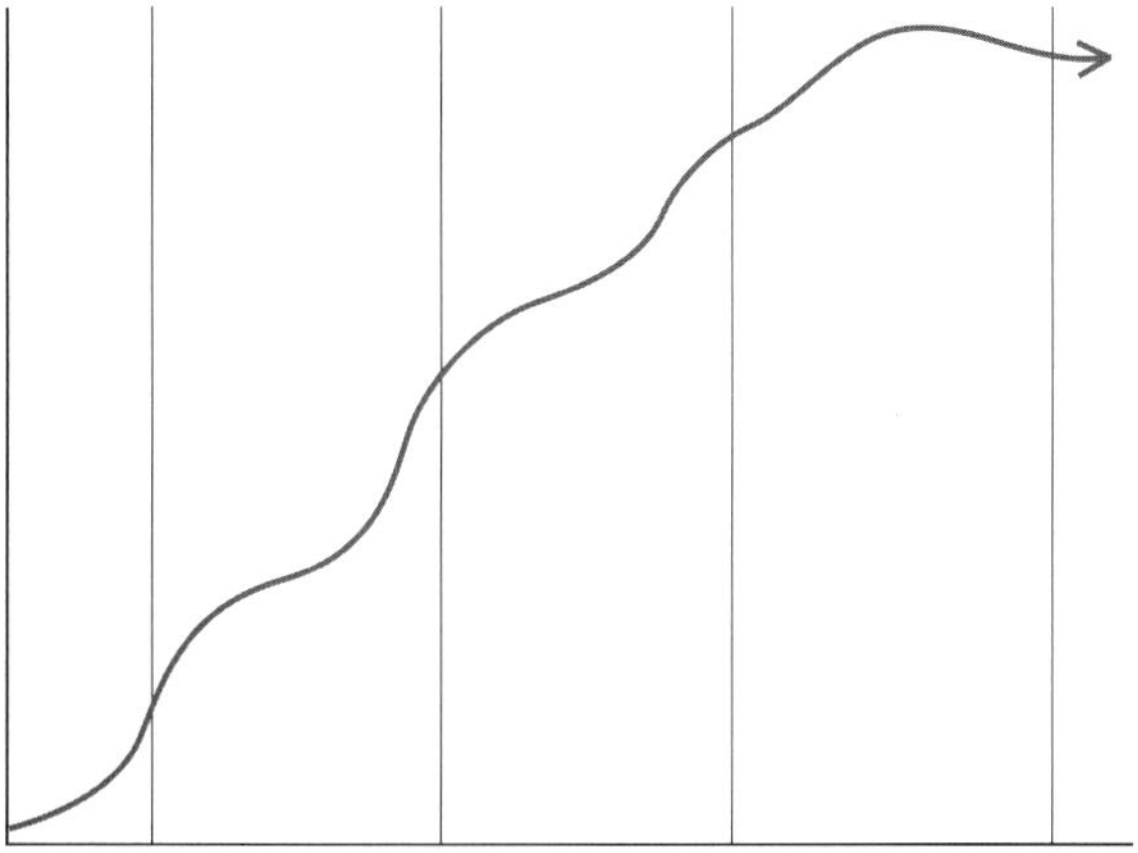

図1　ピアジェによる自我発達（原田による模式図）

を指摘している（図1）。

第二節　統合失調症と自我機能

一　統合失調症の自我障害説

統合失調症の人の自我意識には、いろいろな点で弱さや未熟さがみられる。そしてそのことは発達自体の未成熟という仮説と、そうではなくて一旦成熟した自我が逆戻り（退行）したのだという仮説を作った。

(一)　発達障害仮説

統合失調症の人の病前性格や病前生活についての研究が、次のようなことを指摘した。統合失調症は多く思春期に発病するのだが、その人の発病以前の生活史を丁寧に調べると、大人っぽさと子どもっぽさをアンバランスにもっていた子、人間関係の不安定な子、高い知能と単調な感情といった精神機能の不均衡を示していた子、知能の発達にアンバランス（たとえば算数は非常によく出来るのに国語の成績がひどく悪い）の強い子、などがしばしば認められた。すなわち自我（だけでなく知的機能もだが）の発達が偏っており、全体として未成熟だったと考えられる。

また統合失調症の人の幼少時、学童期のことを親に尋ねると、「おとなしい、良い子だった」「親の言うことをよくきく、育て易い子だった」という答えが返ってくることがしばしばある。反抗期のない子だったと回想されることも多い。これは自我の発達が未熟なためと考えられる。自我が弱く他から自我が侵されることへの恐怖から、おとなしく従順に振舞う。それが周囲からは「良い子」とみられるのである。

統合失調症の人が、子どもの頃育て易い良い子だったという事実を次のように解釈する人もいる。すなわちその子は周囲の人に気を遣って、相手を困らせまいとするやさしい気持の持主であったのだ、過敏でかつ、相手を責めることも出来ない性質の子である。そのような子が思春期に家族関係の軋轢を最も大きく受けて統合失調症に陥るのだという考え方である。家族葛藤に巻込まれないで早く外に出た兄弟姉妹は、統合失調症にならないですむ、と。上述の自我未熟仮説以外にこのような考え方も検討されて然るべきだろう。

自我発達障害仮説によれば、このように自我が未成熟、あるいは歪んでいる人が思春期に社会的自立を前にして挫折する、それが統合失調症発病であると考える。

統合失調症の人の病前性格研究は、今日では「発達障害」論議と見境なく混淆している。ICD-10（国際疾病分類第一〇版）の「心理的発達の障害」がとりあげる会話および言語の特異的発達障害、学習能力の特異的発達障害、広汎性発達障害などや、「小児期および青年期に通常発症する行動および情緒の障害」の多動性障害、行為障害、小児期に特異的に発症する情緒障害、小児期および青年期に特異的に発症する社会的機能の障害など。私はこれらの発達障害概念を未だ充分には納得出来ないでいる。それらは曖昧さをもち、かつ正常との間に漸次的な移行があることへの洞察が不充分だと思うからである。そのためいたずらに概念の拡大が事態を混乱させていると私は思う。統合失調症の人の病前性格、病前生活の問題と同種同類の仮説として、今後さらに研究、論争されるべきである。

(二) 退行仮説

統合失調症の人の自我意識の障害を退行 regression ととる考え方がある。統合失調症発病によって自我発達の未熟な段階に逆戻り（退行）するとみる。自我の退行が発病とともに生じるのではなくて、発病後に二次的におこる防衛反応であるという力動精神医学の考え方は、米国ではかつて強かったけれども、今日多くの専門家は、統合失調症の病態に欠かせない一面として自我機能の障害がおこっていると考えている。

退行によって一旦正常に発達した自我が、幼児期あるいは学童期の自我状態のある面を現すようになる。自我発達の初期段階では幻覚が出たり独り言を言ったり、仲間をつくれずに一人遊びしたり、などといった状態が普通にみられることを前述した。自我の未発達段階でみられた心理や行動の如何に多くが、統合失調症の人の症状と似ていることか。

二　統合失調症症状の自我心理学的理解

統合失調症のさまざまな心理症状を、一つの基本的な心理異常から理解したいという意図を多くの人がもっていた。そのなかで自我障害の観点から統合失調症症状をどれくらい説明できるかを検討する。その内容の多くを米国の力動精神医学者フリーマンの著書から、私は学んだ。ヤスパースの自我の標識に沿って、以下一瞥しよう。

(一)　能動性の障害

最も典型的な統合失調症症状である「させられ」体験（作為体験）は、正に自我能動性障害である。自分の動作、頭のなかの考えが、自分がおこなっているのではなくひとりでに動き、あるいは他の力や他人の意志によって操られると感じるのだから、能動性の欠如といえよう。思考吹入や思考奪取も、能動性あるいは自己所属感の消失ないし不確実性から生じる。憑依妄想も「させられ」体験と重なるところがある。「私に霊が憑いている、その霊が私の行動を指示し、操る」など。幻声（人の声の幻聴）も思考の自己所属感減弱と関係していよう。

㈡　単一性の障害

二重身（ドッペルゲンガー）といわれる異常がある。これは、自分と同じ人間がもう一人いる、傍にもう一人の自分が歩いているのが見え、感じる。不思議な幻影のような体験である。日本では江戸時代に「離魂」として記載された（岡田靖雄）。二重身は、昔も今も非常に稀な現象である。

神経症性障害のなかの解離（ヒステリー）は、近年とくに若い人たちに稀ならずみられる。その場合「もう一人の自分がいる」「幾人もの自分がいる」と訴える。二重人格、多重人格という。解離性障害の時の訴えもやはり自我意識と関わってはいるのだが、しかし二重身とは異なる。典型的な二（多）重人格では、二つ（多く）の自分が時間的に交代して現れ（交代意識）、一方の私は他方の私のことを記憶していない。自我そのものに深く根ざす異常ではなく、自我が自分を表現する上での衣装の違いとでもいえるのではないか。ともかく統合失調症の人の自我同一性の混乱と解離性障害としてみられる類似の症状とは、臨床的にそれほど困難なく鑑別できる。

単一性の障害は同一性（連続性）の障害と密接に絡み合っており、次の㈢でとりあげる統合失調症の諸症状においても、関係している。

㈢　同一性（連続性）の混乱

統合失調症の人が時に次のように訴える。「私が変わってしまった」「自分が以前の自分ではない」と。これは単に、自分の信念や人生観が変化したと言っているのではない。もっと深刻な自分自身の不確実感、過去の自分と今の自分が同一人物ではないという感じである。統合失調症性の離人感とも連なっている。鏡のなかの自分をしげしげと眺めて、「これは僕?」と不思議なものを見るように質問したり、自分と他人が同一人間と信じて、「私はA子なの?」と看護師に尋ねたりする。

自分の過去に遡って、「あの時はニュースで私のことを放送していた」などと誤った記憶を述べることがある。妄想的な記憶錯誤であり、記憶の妄想的改変である(妄追想)。過去の自分と現在の自分との混乱が関係しているとみられる。「私の両親は私の本当の両親ではない」というわゆる家族否認症候群は、日本の統合失調症で多いと指摘されている。これも自我の同一性(連続性)の障害から理解出来ようが、自己の連続性というより自分を含めた家族の同一性の乱れというべきかもしれない。

上述したような激しい同一性の障害は、近年の統合失調症にはほとんどみられなくなった。しかし統合失調症の人と親しく話し込んでいると、その片鱗をもつ人は今日でも稀ではない。

㈣ 自他境界の希薄化

自分と他人ないし外界との心理的境界が薄れ、自己の内的世界と外の現実世界との区別が曖昧になる。たとえば私と患者と対話している時、近くで話し合っている他人の言葉や話の内容を耳にして、私との会話のなかにそれを取り込む。幼児が遊んでいて、関係のない周囲の刺激を自分の遊びのなかに融合させるのと似ている。

話している相手の言葉をおうむ返しに繰り返す反響言語 echolalia、相手の動作をそのまま真似する反響行為 echopraxia も自我境界の消失として理解できよう。幻聴は先にも述べたように、知覚や思考の自己所属感の障害とみなすことが可能だが、同時にまた自他境界の曖昧さのため外からの声となる。統合失調症に今日でも多い関係妄想、被害妄想も自他境界の希薄化から理解出来る。他人の行動は他人の行動であるという当然の見方が出来ず、自分と結びつけてしまう。

以上のように、統合失調症の人の心理体験の多くは自我意識の障害の結果として理解、説明出来る。統合失調症症状のもう一段基底にある心理の異常として自我意識障害を考えるのは妥当であろう。しかし統合失調症の症状がすべて自我障害から理解出来るわけではない。またある程度納得出来ても、その仮説が本当かどうか、他のよりよい理解の仕方がないかどうか、問題はなお開かれている。

自我障害仮説ではうまく理解できない症状をいくつか挙げよう。たとえば、統合失調症の急性期で自他の区別が異常に強く峻別され、自他が尖鋭的に対立している心理状態がしばしばある。関係、被害妄想も見方によっては自他の区別が強固なためとも考えられる。妄想知覚も自我障害説とはうまく噛み合わない。自我障害の代表格の「させられ」体験の場合でもその中核を構成する「外力でさせられる」点の説明には能動性障害だけでは不充分である。能動性が全くなければひとりでに被動性感が出てくるかどうか、わからないところが残る。

そうであっても、自我障害と結び付けて考えると、統合失調症の人の異常体験の多くがなるほどと頷ける。最も表面に現れている症状だけをみていると、不可思議、不自然で理解出来ないが、もう一段階基にあるものとの関係がわかると、奇妙でなくなり不気味さが消える。それは統合失調症理解へ一歩前進となる。

付節　統合失調症の行動特徴とその精神生理学的理解

一　統合失調症の人の行動特徴／生活障害

統合失調症、とくに慢性の人の行動特徴は、二〇世紀後半にその社会復帰活動が盛んになるとともに、詳しく記載されるようになった。デイケア、共同作業所、職場のなかで、その行動特徴の性質がきめ細かく観察され、その改善を目指した取組みがなされてきた。かつては統合失調症の欠陥症状と呼ばれ、人格変化と大雑把にまとめられていたものである。一九八〇年に英国のクロウ Crow TJ が統合失調症の示す症状を陽性症状と陰性症状に二分したが、その陰性症状の実体である。

統合失調症者の生活に接していると次のような特徴に気付く（昼田源四郎）。仕事の場面で、慣れない、疲れ易い、くつろげない、などという特徴。真面目に手を抜かず仕事を続けるが、一本調子で緩急がない、気を抜くところは抜くといったことが出来ない。仕事はのろくなかなか上達しない。仕事場面でも日常生活においてもリズムがない。機転が利かず変化に弱い。仕事の段取りが下手で、融通がきかない。一寸した工夫が苦手で、決まったことから外れると困惑する。杓子定規的である。不器用さや無頓着さが、不似合いな服装や下手な化粧にも現れる。

感情の動きは重くなり、喜怒哀楽の表現が下手である。人間関係の面では、日常の何気ない挨拶がうまく出来ず、相手への適当な気配りがうまくされない。過度に気を遣ったりあるいはその反対となる。場の雰囲気を適切に読めず、その場にそぐわない唐突な言動をする。自己顕示と自己抑制の間を大きく揺れ動く。孤立的になりやすい。

慢性統合失調症の人の行動特徴／行動特性を私は過大に強調しすぎた。最近ではこれらの特徴は非常に弱く小さくなった。これらの特徴をほとんど、あるいは全く示さない統合失調症者が増えた。それはリハビリテーション活動の効果であろうし、早期治療や薬物療法のためであろう。統合失調症自体の病態変遷かもしれない。しかし、著しくはないけれども上述したような問題をもち、それが理由で社会的自立生活が充分に出来ない人が少なくないのも現実である。

統合失調症の人には、秀でた特徴も沢山ある。気持がやさしく、周囲の人に安らぎを与える。素直で正直で嘘はつかない。ストレスに耐性があり逆境に動じない。その特性が、統合失調症を長い人類の歴史で自然淘汰されなかった原因という説もあるくらいである。

統合失調症の理解の上で、この優れた点をもっと重視しなくてはならない。良い面を伸ばしてマイナス面を克服していくことが大事である。

臺弘は夙に統合失調症の人のこれらの症状を「生活障害」と呼んだ。これはＷＨＯのＩＣＩＤＨ（国際障害分類、一九八〇年）およびその改正版のＩＣＦ（国際生活機能分類―国際障害分類改訂版、二〇〇一年）に良く対応出来る概念である。症状を病気による直接の現れと、それに伴う「障害」という視点から理解しようとするものであり、統合失調症の人の理解、支援に今後ますます重要度を増す問題だが、本書ではこれ以上立ち入らない（原田憲一、二〇〇四年）。

二　行動特徴／生活障害の精神生理学

精神生理学は心理学的現象に接してすぐその基にある脳過程を知り、それによって統合失調症者の心理特性を理解するのに有用な科学である。精神生理学が統合失調症者の特徴について明らかにした知見を証拠としながら、その症状理解を拡げたい。

㈠　過覚醒仮説

安静閉眼、仰臥位で臨床脳波を記録していると、健常者ではアルファー波型（覚醒波）からしばらくすると徐波化がおこる。これは初めの緊張が弛み、軽い眠気への変化である。それに対して、統合失調症者ではいつまでもアルファー波型が持続して徐波化がおこらない。すなわち、統合失調症の人では緊張が崩れず、続いていることを示している。

人に実験的に感覚刺激を与えると、皮膚電気反応がおこる。それは汗分泌の変化が原因であって、感覚刺激が自律神経を介して汗分泌に影響し、その結果電気抵抗が変化する。この皮膚電気

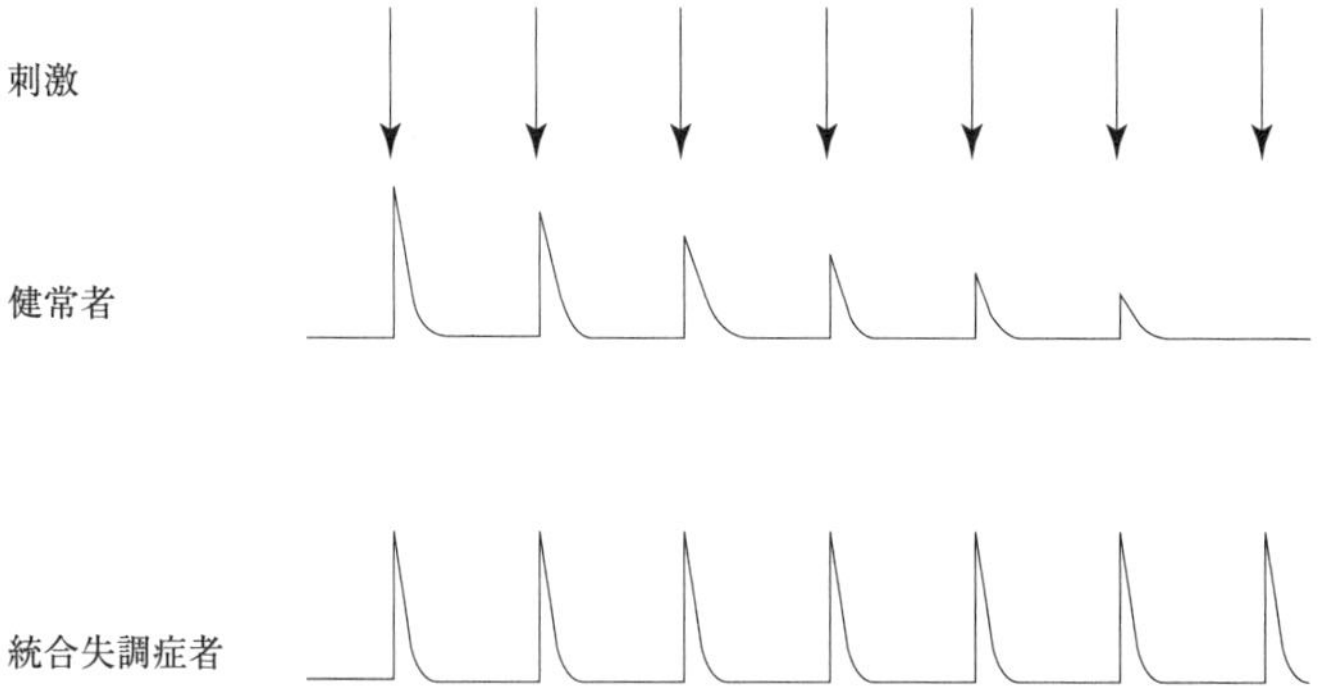

図2　皮膚電気反応（慣れの現象の模式図・原田）

反応を健常者と統合失調症者と比較すると、次のようであった。刺激を一定間隔で繰り返していると、健常者では皮膚電気反応は次第に減弱する。すなわち慣れの現象 habituation である。それに対して統合失調症者では慣れの現象がおこらず、いつまでも初めと同じような皮膚電気反応を示す（図2）。

これらの精神生理学的所見は、統合失調症の人は覚醒水準が常に高く、過覚醒 hyperarousal 状態にあることを示している。抑制機構が働かないのであろう。上の実験結果は緊張が持続し、リラックスできない、そのため疲れ易い、などの統合失調症者の特徴を神経系の活動水準の問題として明らかにしている。

㈡　認知障害仮説—情報処理の障害

抑制機構が働かないと、多数の信号を判別出来ない事態となる。かつてゲシュタルト心理学が精緻に論じたように、「図と地」を適切に認知することが妨げられる。背景活動が高過ぎると、前景の正しい認知が出

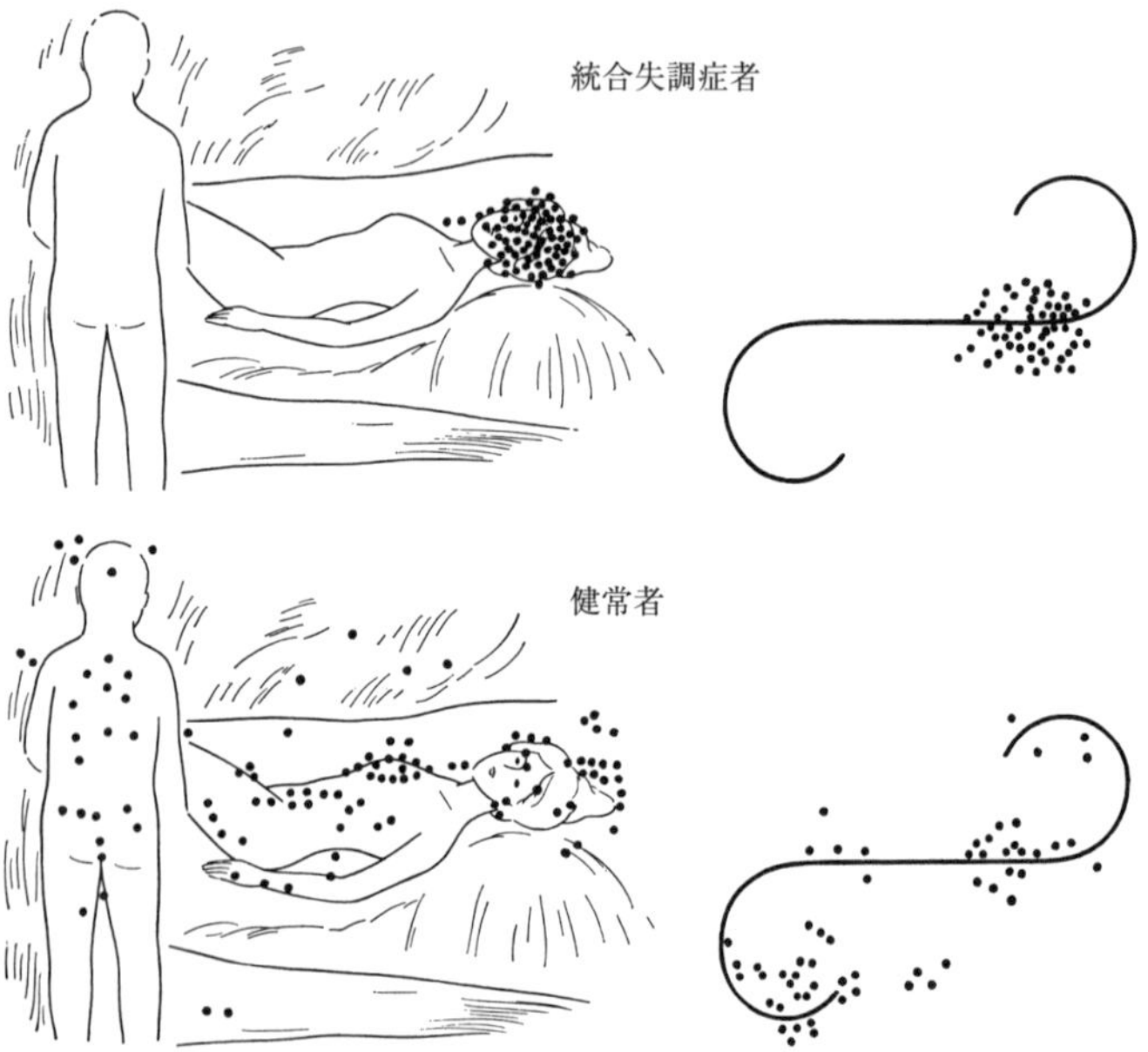

図3　探索眼球運動　（Moriya H *et al*., 1972より引用）

来なくなる。たとえば人間の視覚でも、私たちは見ようとしているものを背景から浮き出すようにして、見ているのである。背景的なものは、たとえ網膜上に映っていても、その情報は脳のなかで抑制されてしまう。わかりやすい例は、カクテルパーティ現象であろう。音楽が喧しく鳴りガヤガヤ大勢の人の会話が飛び交っているなかで、私たちは相手の話す声（決して大声で喋っていない）を選んで聴き取る。補聴器が鋭敏であればあるほど周囲のもろもろの音を増幅してしまって、相手の声だけを聞きたい場合に役立たないのと大きな違いである。

わが国で島薗安雄を中心とした人たちが二〇～三〇年前に精力的におこなった、眼球運動を手段にした精神生理学研究がある（Moriya H *et al.*）。一定の図形あるいは絵を見せて、その時の被験者の眼球の動きを視覚生理学的に調べ、注視点がどう動くか記録する（探索眼球運動課題）。図3のように二人の人がいる絵およびS字状の図形を被験者の前に提示し、この図をよく見るように指示する。健常者は図全体をよく見ようと、注視点は図全体に行きわたる。それに対して、統合失調症者では一部に固着したようになる。その固着が何故おこるのか、関心や意欲の問題なのかどうか、あるいは注意機能の障害なのか、わからない。だが、ともかくこのような特性があると統合失調症の人は正しく対象を認知出来ない結果になる。

以上の知見は、統合失調症者の行動特徴がその基にある脳内の情報処理過程の障害と結びついていることを示している。もちろんわかったのは一端に過ぎないが、統合失調症の人の行動特徴の理解は、少し深まったと言えよう。これらの認知の障害、注意障害、抑制機構の障害から統合失調症の人の幻覚、妄想や生活障害も生じる。

ここに述べた精神生理学の知見はかなり以前のものであり、陳腐との叱言もあろう。その後新しい精神生理学の手法による成果が夥しく蓄積されている。誘発電位や事象関連電位など。それらについては他書に譲る（武田雅俊）。

本章では、統合失調症者の心の世界や生き方の理解を少しでも拡げることを目指した。自我機能に障害があり、あるいは退行した統合失調症の状態を、私たちは治療、支援の場でさらに未熟化させていないか？　生活障害、認知障害に対してきめの細かい必要な援助をしているか？　私たちは常に反省する必要がある。

そしてもう一言。「わかるはずがない」「もうわかっている」という両極端の考えが最も悪い。そのどちらもから悪い対応が出てくる。反治療的になる。理解出来ないことが多いが、しかし少しでも理解しようと努力することが良い対応を生む。

文献

- Crow TJ: Molecular pathology of schizophrenia: more than one disease process? Brit Med J 280: 66-68（1980）
- Freeman Th Cameron JL, Me Ghie A（小林八郎訳）『慢性分裂病』医学書院、東京（一九六八）
- 原田憲一「医心理学序論」原田憲一、小片寛、湯沢千尋、巽　信夫著『医心理学―現代における人間心理―』一―十五ページ、朝倉書店、東京（一九八六）
- 原田憲一「進行麻痺研究史にみる精神病理学」臨床精神病理、第八巻、二〇五―二三〇ページ（一九八七）
- 原田憲一「精神科における『障害』概念再考―病気と障害をめぐって―」栃木精神医学、第二四巻、四―十一ページ（二〇〇四）
- 昼田源四郎『統合失調症患者の行動特性―その支援とＩＣＦ―』金剛出版、東京（二〇〇七）
- Jaspers K（内村祐之、西丸四方、島崎敏樹、岡田敬蔵訳『精神病理学總論』岩波書店、東京〈一九五三―五六〉）
- Moriya H, Ando K, Kojima T, Shimazono Y, Ogiwara K, Jimbo K, Ushikubo T: Eye movements during perception of pictures in chronic schizopherenia. Folia Psychiatr Neurol Jap 26: 189-199（1972）
- 岡田靖雄『日本精神科医療史』医学書院、東京（二〇〇二）
- Piaget J（波多野完治、滝沢武久訳『知能の心理学』みすず書房、東京〈一九六〇〉）
- Piaget J（波多野完治訳『人間科学序説』岩波書店、東京〈一九七六〉）
- 島薗安雄（監修）『眼とこころ―眼球運動による精神疾患へのアプローチ―』創造出版、東京（一九九一）
- 武田雅俊「統合失調症」武田雅俊、加藤　敏、神庭重信著『Advanced Psychiatry―脳と心の精神医学―』金芳堂、京都（二〇〇七）

・臺　弘「慢性分裂病と障害概念」臨床精神医学、第十四巻、七三七―七四二ページ（一九八五）

・World Health Organization: The ICD-10 Classification of Mental and Behavioural Disorders: Clinical descriptions and diagnostic guidelines. WHO, Geneva（1992）／（融　道男ほか監訳）『ＩＣＤ-10 精神および行動の障害―臨床記述と診断ガイドライン―』新訂版、医学書院、東京（二〇〇五）

第三章　ストレスと精神健康

第一節　ストレス理論の概観

ストレスという片仮名外来語は、今日わが国では誰でもが使っている。「ストレスの多い現代社会」「仕事のストレスで心身ともに疲れ果てた」「テクノストレスの時代」などと日常会話で用いられている。日本ストレス学会という専門学術団体もある。

一　ストレス stress の原義

ストレスはもともと理工学の用語である。応力という専門用語が当てられている。物体に外力（ストレッサー）が働くと、物体内部にそれに抵抗して力（内力）が生じる。その内力の単位面積当たりの大きさを応力（ストレス）という（図1）。このようにストレスとは、外力を受けた物体の、あくまでその内部の現象に関する基本概念である。

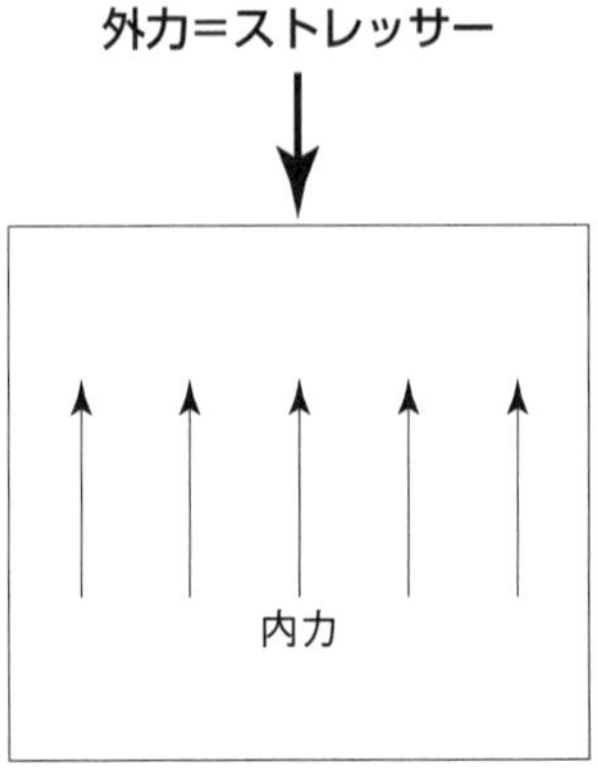

図1　ストレッサーとストレス

二　セリエの汎適応症候群

カナダの生理学者セリエ Selye H は一九三五年の論文で、生体の生理学的反応の理解にストレッサー、ストレスの言葉を用いた。

生体が環境から刺激（ストレッサー）を受けると、それに対抗して生体は反応する。一定の刺激に一定の反応（たとえば痛覚に対して逃避反応、細菌感染に対して免疫反応など）が生じる。これは特殊ないし局所適応反応であり、近代以後の医学が広く追究してきた。セリエが注目したのはこれら特異的反応とは別に、生体はそのストレッサーの種類によらず、一つの決まった反応を示す、という事実である。この非特異的反応を彼はストレスと呼んだ。

人間が受けるストレッサーには、さまざまのものがある。痛み、熱さなどの物理化学的刺激、飢餓、疲労などの身体全体の刺激、怒りや驚きなどの心理的刺激、など。これら多様な刺激、荷重に対して、生体は一つの決まった反応をおこす。それは脳下垂体—副腎系を軸とする生体反応であり、自律神経領域の緊張である。生体がストレッサーの許でそれに適応するために具えている生物学的防御機構である。これがセリエの汎適応症候群 general adaptation syndrome であり、その後医学、生物学の重要な学問的資産となり、多くの身体疾患とくに心身症の理解に大いに貢献した。

三　ラザルスの心理社会的ストレス理論

二〇世紀後半にストレス理論は、心理社会的な領域にまで拡げられるようになった。その代表者の一人が米国の心理学者ラザルス Lazarus RS であろう。ストレッサーについても物理化学的あるいは生物学的刺激をより広く心理的、社会的刺激に拡げ、ストレスに関しても人の心理的問題を深く取入れた。ストレスは身体的には既述したように自律神経系に主として表現されるのに対して、心理的には不安、緊張を中心に現れる。

ラザルスは後述するように（第五節参照）、心理社会的ストレスとして生活出来事的ストレスと日常的ストレスの二種を提唱し、またストレスとその対処 stress-coping の研究を押し進めた。

今日ではストレスの原義が曖昧に用いられるようになった。ストレッサーをストレス作因といい、ストレスをストレス状態あるいはストレス反応といえば紛らわしくないのだが、そうしないで、ストレッサーとストレスがほとんど厳密に区別されず、ストレスの一語で表されるようになった。

とくにストレス理論が心理社会的領域でも広く用いられるようになると、ストレッサー（ストレス作因あるいはストレス因）とストレス（ストレス状態、ストレス反応）が厳密に分けて評価しにくくなるという事情もある。たとえば、上司から叱責されて強い心理反応をおこした時、叱責（ストレッサー）と生じた心理反応（ストレス）との関係は理工学領域や生物学的、生理学的領域の場合のように明確ではない。上司の叱責というストレッサーを測る一定の尺度がないし、生じるストレス状態は個人によって全く反対方向を向くことさえある。

実際、今日ストレッサーとストレスとを区別しないだけでなく、ストレッサーのことをストレスという人もいるが、それは正しくない。ICD-10（国際疾病分類第一〇版）でさえ「重度ストレスへの反応」という表現がなされているが、明らかにここではストレッサーのことをストレスとしている。正確には「重度ストレス因への反応」とすべきだと私は思う。

第二節　ストレスと精神生活

一　ストレスと人生

ストレス因のない環境はない。ストレスは生きている限り私たちに常に生じている。敢えて言えば、生きる、生活するということはストレスの連続である。すなわちストレスのない生活はなく、換言すれば不安のない生活はない。ストレッサーの種類は、時代により社会により異なる。大昔の人類にとっては、食物の確保や暑さ寒さなどは常に大きなストレッサーだったろう。今日でも難民や少なからぬ国や地域では同様である。私たちの社会では、それとは違った心理社会的ストレッサーが増えている。青年期の進路問題や職場での技術的困難、対人関係の摩擦など。ストレスは心身の健康に害を与える、と一般的に言うのは間違いである。それどころか、心身にとって有用でもある。体も心も負荷（ストレッサー）の許で成長する。

一〇〇年以上も前にウォルフ Wolff J（ベルリンの整形外科医）は、人の体で荷重のかかる部分で骨の骨質が増え、荷重のかからない部分では骨質が薄くなる事実を見い出した。ウォルフの法則として今日でも有名である。

二　ストレスと精神発達、精神健康

身体の発達に適度なストレスが不可欠なことは誰でも知っている。精神の発達にも全く同様なことがいえる。「艱難《かんなん》汝《なんじ》を玉にす」という西洋の格言の通りである。強いストレッサーを受け、厳しいストレスが生じるなかでいかに自分を鍛えていくか、それによってその人の精神は逞しく成長する。

ストレスが心身の健康を乱し病気をつくることも、また確かである。非常に大きいストレッサー（たとえば頭部に強い打撃）を受ければ、個人差なく脳は損傷され、健康は破壊される。一方、心理社会的領域では、ストレッサーとストレスの関係は体の場合のように単純に話は進まない。ラザルスは「良いストレス」と「悪いストレス」と呼んで論じたりもした。

ブロイラー Bleuler E は次のように述べている。彼のこの指摘は精神発達に及ぼす体験の影響についてのものだが、精神健康とストレスの問題としても非常に重要な示唆である。ブロイラーは三つのことを挙げる。

(1) 精神健康に影響の大きい体験は、物質上の問題よりも人間関係に関わるストレスであること。すなわち物質的に乏しいことや金銭的に貧しいことなどは、精神発達、精神健康にそれだけで悪い影響を与えない。人間関係のなかでの不満、軋轢などのほうがずっと悪影響を及ぼす、という。物質的問題が悪影響を及ぼすとすれば、それは同じ集団のなかで物質的な面で著しい格差がある場合であり、結局のところその格差から生じる人間関係上のストレスが問題なのである。もちろん、現在でも地球上のあちこちで生じている物質的貧困（それ自体健康を脅かすほどの）が、脳の発育や精神健康に大きい害を及ぼすことはいうをまたない。

(2) 一回限りのストレスよりも持続的あるいは繰り返されるストレスのほうが、精神発達、精神健康に影響を与えること。慢性的なストレス状態は不安、緊張を持続させる。一回だけの衝撃はそれが大きくても、その後の時間経過のなかで癒される。この点、ブロイラーの見解は、過去の一回の心的外傷を重視するフロイト Freud S の考えと撞着するが、私たちは両巨人の言うところに静かに思いを至すべきだろう。

(3) 両価的（第二部第一章第三節参照）なストレスが悪い影響をもつこと。大きくても感情的にストレートな質のストレスはそれほど精神発達、精神健康に害を与えない。それに反し、両価的な場合にはその人の精神内界で整理されにくく、心は長い間引き裂かれる。後述するようにたとえば配偶者との死別はストレスの最大のものと見なされているが、その人とのそれまでの愛情関係が純粋だった場合と愛憎半ばする（すなわち両価的）場合とでは、そのストレスの質は非常に異なる。

ストレスが適切に解消されず、しかも心のなかに蓄積していくと破綻がおこる。その結果が精神領域に主として現われれば神経症を中心とした精神障害となるし、身体領域に出れば心身症となる。また発育時期ならさまざまな発達障害をおこし、さらに人格障害の原因となりうる。

第三節　ストレス–脆弱性仮説

一　病気の原因論

一九世紀近代医学勃興以後、疾患の原因をめぐって多くの議論がおこなわれてきた。一八三六年ドイツのヘンレ Henle FGJ はすべての疾患に内部原因 causa interna と外部原因 causa externa とを措定した。その後さまざまな用語（たとえば刺激因、環境因や素因、反応性、傾病性など）が用いられたし、またこの両者の一方が特別に重視され他方はほとんど無視されるような議論もあったけれども（確かに個々の病気によって一方のみが原因の大部分を占めるものもある）、ヘンレの考えは今日でも揺るがずに現代医学の根幹をなしている（原田憲一）。

精神医学もこの流れのなかにいるが、精神障害の場合身体疾患よりも一層、議論は錯綜している。疾患概念自体が身体の場合ほど明瞭でないからである。精神障害ではその身体的基盤がなお充分にわかっていないものが大部分である。

二 ザビンの脆弱性仮説

米国のザビン Zubin Jらが一九七七年の論文で、統合失調症の原因に関して脆弱性仮説を発表した。彼によれば、統合失調症は遺伝子的、神経化学的、発達的に脆弱性 vulnerability をもっている人に、生活上のストレス（惹起因子 triggering factor）が作用して発病する、そしてストレスがなくなれば病気は治り、もとの脆弱性だけに戻る。ストレス（惹起因子）についてはなお充分にわかっていない、とザビンは言うが、この点では日本の臺弘らの研究が輝いている。臺らは統合失調症の再発研究から、惹起因子として患者のプライドを傷つけるような体験や本人の泣きどころに絡んだ不意打ち的な出来事を指摘した。

統合失調症についてのザビンの考えは、その後統合失調症以外にも拡大され、ストレス–脆弱性仮説として精神障害全体にも適用されることになった。考えてみれば、これはかつての内部原因—外部原因から発しすべての病気は「刺激と素因の関数」というローゼンバッハ Rosenbach Oの考え方と同一線上にある。ザビン以後、精神障害のなかでも統合失調症と躁うつ病に関しては、その発病成因を考える時ストレス–脆弱性という表現がよく使われる（ここでもストレスがストレッサーの意味で用いられている）。

ここでとくに指摘しておきたいが、内的原因（内的因子、反応性、傾病性そして脆弱性）という時、それはあくまで発病時点での個体側要因だということ。発病時点での内的原因とは、遺伝子的に規定された個体の特性が胎生期以後今まで長い間さまざまな外的因子（そこには精神の場合、心理社会的要因の影響も大きい）を受けて形成されたものである。そのことを充分考えないと、非常に浅薄な外的、内的原因観に堕してしまう。

第四節　ＩＣＤ-10「重度ストレスへの反応」

ＩＣＤ-10の「精神および行動の障害」のなかに「重度ストレスへの反応 reaction to severe stress という項目がある。ＩＣＤ-10でストレスという用語が診断名のなかにとりあげられているのはここだけである。そしてそれは急性ストレス反応と外傷後ストレス障害とに分けて述べられている。以下簡略に説明して、少しばかりの注釈を加えたい。

一　急性ストレス反応 acute stress reaction

驚愕反応、急性体験反応などとも呼ばれる。これは「例外的に強い身体的および／または精神的ストレスに反応して」生じる精神障害である。ストレスの直後におこり、ふつう数時間あるいは二、三日後、長くても数日後にはひとりでに回復する。

症状の中心は茫然自失状態（daze 眩惑）である。無感覚となり思考は停止し感情は麻痺する。運動も麻痺し、動けない、腰が抜ける、といった状態を示す。周囲の認知は不充分となり、意識野は狭まる。呼びかけても無反応だったり、反応しても的確でない。次いでこの時期に続いて、その場からの逃避や目的のない過動（遁走や徘徊）、激越な興奮、強い不安がおこり、発汗、顔面紅潮、失禁などの自律神経症状がみられる。後になってその間のことについて完全ないし不完全健忘を残すことがある（以上ＩＣＤ-10の記載による）。

激甚ストレス直後に生じるこの急性ストレス反応は、ストレスが大きければ大きいほど超個人的に（つまり個人の反応性の差を越えて）現れる。昆虫が突然の危険に遭遇して示す擬死反射に共通した生体のメカニズムであり、人間にも生得的に具わっている原始反応の一種とみなすことが出来る。

二　心的外傷後ストレス障害 post-traumatic stress disorder, PTSD

国際分類では「心的」という言葉は付けられていない。それは英米で外傷 trauma といえば今日ではそのまま精神的外傷を指すからである。しかし外傷とはもともとは身体的外傷を意味しており、日本では今日でも一般にそのように使われているから、「心的」外傷と呼んだほうが正しい理解のためによい。ＩＣＤ-10のいう「外傷後」とはすなわち「心理的外傷後」の意味である。実際に身体的な外傷を蒙り、それがその人にとって二次的に心理的外傷（負荷）になることも当然ある。つまり身体的外傷のあるなしに関係なく、心理的外傷によってその後生じる精神障害である。

ＰＴＳＤの精神症状は急性ストレス反応と同様、例外的に強い（一生に幾度も出合わないほど特別な）出来事に遭遇した後、数週間ないし数か月間の潜伏期の後に発症する（六か月以上の潜伏期は稀）。出来事直後に前述の急性ストレス反応を示した例でも示さなかった例でもおこる。そしてふつう一か月以上症状は遷延し、なかには一年以上も続くことがある。しかし半数の例では六か月以内に治る。症状は不安、感情易変でイライラ感があり、またうつ気分が強い。意欲が障害され関心や自発性が低下する。不眠があり、わずかのことに驚き易くなる。重要な症状は、出来事の回想が繰り返し現れることである。昼には白昼夢、夜には夢のなかで出来事の恐怖に度々襲われる。思い出してパニックになることもある。（ＩＣＤ-10の記述による）。

ＰＴＳＤは日本でも社会的に広く注目されるようになった。とくに大災害や重大な犯罪事件の被害者へのメンタルケアとして世上の関心を集めた。

三　PTSDの問題点

(1)　PTSD概念の由来：今の形のPTSDは米国精神医学でつくられた。その主要な源は、ナチの強制収容所を生き延びた人たちの精神的後遺症とベトナム帰還兵たちが蒙った精神障害の調査研究にある。ともに例外的に激烈な恐怖不安体験をした人たちが、その後長く続く精神的苦痛、困難を負った。とくに強制収容所からの生還者のなかには何十年経っても癒えない人格変化さえみられた。

何故、ベトナム戦争帰還兵でPTSDが注目されたのだろうか。戦場の苛酷さ、悲惨さはどの戦争でも同様であろう。しかしベトナム戦争は、米国が戦ったそれまでの戦争とは大きく違っていた。戦争の最中から米国内で強い反戦世論があった。ベトナム帰還兵は決して国民全体が賛美する凱旋者ではなかった。そのことにPTSD多発の一つの理由があっただろう、と私は考える。両価的な立場に置かれた人たちの報われない気持が、心的負荷として重い作用をしたのではないか。

(2)　阪神淡路大地震後のPTSD：二〇世紀後半になってメンタルヘルスが重視される思潮のなかで、自然災害時の被害者のメンタルケアがクローズアップされるようになった。米国が先行し、日本でも専門家の間では関心が高まっていたが、マスコミもとりあげ一般市民にも広く認知されるようになったのは、一九九五年一月の阪神淡路大地震の時である。それ以後 PTSDの概念は日本社会に受入れられ、大きな災害や事件の度に話題となった。

阪神大震災の調査によると、精神医療を必要とするほどのＰＴＳＤは米国の類似大災害の場合と比べてずっと少なかったという。この事実に関しては文化的社会的観点からいくつもの議論があるだろうが、東洋的なメンタリティはストレス状態への耐性が高いのであろう、私はそのことを評価して良いと思う。

(3)　大災害と精神保健：大災害後の精神保健にとって関係のあるのは、災害そのものの恐怖体験よりもむしろ災害の後におこる生活上のさまざまな困難や新たに生じる人間関係の軋轢であろう。被災後長期間続く避難所での気苦労の多い共同生活、家の再建に向けての心配、失った親しい人への諦めきれない悲しみ、身近で苦しんでいた人に何もしてやれなかった自責などが、災害そのものの恐怖体験よりも一層精神健康を蝕む。そこで問題になるのは定型的なＰＴＳＤではなく、より範囲の広い神経症性障害である。これら二次的ストレスは持続的であり、かつ人間関係が濃く絡んだものである。それはＰＴＳＤを遷延させ、あるいはＰＴＳＤに代わって神経症状態をつくる。

阪神大震災の時に指摘されたことだが、災害後の精神医学的問題はＰＴＳＤおよび神経症性障害だけではない。というより日本ではＰＴＳＤを上まわる大きな精神保健上の課題があった（中井久夫）。大災害直後には躁病や非定型精神病の再発がおこり易い。次いで二、三週間経つと、安定していた統合失調症の人が治療中断を余儀なくされた結果、症状が悪化する。当時神戸地区で精神病院へ緊急入院する人が一時ふだんの三倍に増加したという。

もっとも大災害時の慢性疾患患者の医療継続困難とそのための病気の重症化は、身体疾患でも同じであった。慢性の病気を抱え、外来通院を続けながら何とか在宅生活をしていた人たちが、災害によって突然その平衡が崩れ、生活が出来なくなる。

また震災後にはアルコール依存症や認知症をもつ人たちの不適応化が問題になった。避難所の共同生活がこれら弱い立場の人たちの適応を阻害するのである。

(4) PTSD概念の曖昧化：PTSDは「例外的に著しく脅威を与えたり破局的な性質をもった、ストレス性の出来事あるいは状況（短期間もしくは長期間持続するもの）」に対して生じる反応と定義されている（ICD-10）。ここで例外的に脅威的、破局的という言葉の内容がどこまで適切に判断出来るのか。「私にとってその出来事は物凄く脅威的だった」とある人が主張した場合、それをどう第三者は受取るべきか、また「繰り返される出来事の回想」という症状も、それをどの程度まで適切に評価すべきなのか、なかなか難しい。とくにPTSDが損害賠償の理由で問題にされる時、その判定は一層錯綜する。そのような社会的潮流のなかで、PTSD概念は次第に拡張して用いられるようになる。「私はPTSDです」「あの人の一言で私は傷つきPTSDになった」「職場で同僚が指に怪我をした。その出血を傍で見たのが、私のPTSDの原因だ」などの訴えが臨床の場面で珍しくなくみられるようになった。

PTSDにはかつての精神医学で外傷神経症と呼ばれていた病態を含むとされる。外傷神経症とは身体的に傷を受けて、その後その傷に関係する身体苦痛を長期にわたって訴え、苦しむ神経症である。賠償が絡むことが少なくなかった。この神経症状態について生物学的、心理学的、社会学的観点から二〇世紀を通じて大変な論議がおこなわれてきた。そして結局、明瞭な共通理解もないまま今日に至っている。概念が不用意に拡大されると、ＰＴＳＤが心的外傷後の問題であることを考えれば、かつての外傷神経症以上に（この時は身体に外傷は存在する）社会的影響が重大で、かつ精神医学的、臨床心理学的に解決困難な難題となるであろう。

第五節　ストレスとストレス対処

一　急性ストレッサーと慢性ストレッサー

ストレッサーには急性ストレッサーと慢性累積的なストレッサーがある。それに対応して急性、一過性のストレス（状態）と慢性持続的なストレス（状態）がある。ストレッサーが急性、一過性であっても、生じたストレスが一過性とは限らない。とくに心理社会的ストレスの場合にはそうである。突発的、一時的なストレッサーを受けて心のなかに生じたストレス状態が、ストレッサーが去った後も残ることはＰＴＳＤでよく示されている。しかし一般的に言って、急性、一過性のストレッサーより繰り返す累積的ストレッサーのほうが精神的健康に侵襲が大きいことは既に説明した。

ラザルスは同様のことを、人生出来事的ストレス life event stress と日常的ストレス daily stress と名付けた。そして人生出来事的ストレスの最大のものは、配偶者との死別だとした。次いで離婚、失業、災害、子どもの死を挙げた。他方、日常的ストレスとしてまず指摘したのは、長期の拘束（強制キャンプ、人質）、自分の子どもの重症身体疾患、性的虐待、次いで夫婦間の不和、上司とのトラブル、仕事への不満などを並べた。

ラザルスも上述したブロイラーと同意見で、日常的ストレスの強弱は心身の健康状態とよく並行するが、人生出来事的ストレスのほうは、その出来事の重さと健康への影響の間に相関性が低い、と述べている。人生出来事的ストレスが精神健康に影響する場合、その出来事そのものよりも、その後に二次的に生じた日常的ストレスのほうが問題であることは既に説明した。もっとも、特殊な出来事（たとえば強姦のような犯罪）の被害者などの例では、その出来事自体のもつ意味が極めて大きいことはいうまでもない。

二　ストレス対処 stress-coping

ストレス対処とは、つまりストレスに対する私たちの自己防衛法であり、ストレス克服法であり、ＰＴＳＤや神経症性障害の予防法、治療法である。

ストレスの対処法としてラザルスは次の二種を挙げた。

(1)　問題指向性対処 problem-focused coping：ストレッサーに焦点を合わせて、ストレッサーを変え、弱くすることを目指す。環境を変えるように行動し、また自分の行動を変えることによって人間関係の軋轢を軽減する。ここでは、単純に外部環境の変更ということだけでなく、自分の考え方、認知の仕方を変えることも含まれる。たとえば、自然災害のように外部のストレッサーそのものはどうにもならない。人力で変えようのないストレッサーは沢山ある。その場合でも、そこでおこっている外部状態をどう理解し、受け入れていったらよいか考えることが大切である。

(2)　感情指向性対処 emotion-focused coping：ストレスには感情が大きく関係する。心理社会的ストレスは主として不安、緊張であるし、悲しみ、怒り、不満感である。それら自分の感情にどう向き合うか、そしてそれらマイナスの感情をいかにして和らげ平静にするか。ストレスを克服していく上で大切な方向である。そのためにラザルスが言うのは、注意を展開することおよび関係の意味を変えることの二点である。前者はストレッサー、ストレスにだけ拘泥するのではなく、もっと広く注意を他の領域に向けて問題を考えることであり、後者は今苦悩している問題を自ら別の視角で考え直してみることである。このようなラザルスの示唆は、私たち普通人になかなか出来にくいことではあるが、それへの努力を怠るべきではない。非常に極端な言い様になるが、どうにもならない苦しみのなかで「これは天が私に与えた試練なのだ」と思うことが出来れば、その人の心の支えにどれほどの力になることか。

ストレッサーとくに自然災害は何時来るかわからない。その時に少しでも心理的に負けず、PTSDや神経症にならないですむように普段から精神を大事にしておきたい。大きな災害のなかでも精神的にしっかりと生きていく人々もいる。そのような人々とは、自己評価の高い人、すなわち「もう駄目だ、私には何もできない」という低い自己評価ではなく、「何とかやれるだろう」という意識をもてる人、そして良い人間関係を有していて精神的支援を沢山受けられる人である。

普段からそのように心がける努力が大切だと思う。

文献

- Bleuler E: Lehrbuch der Psychiatrie. 15 Aufl.（neubearb. von Bleuler M）Springer, Berlin（1983）
- 原田憲一「疾病の原因論―脆弱性 ストレス学説の系譜―」産業精神保健、第八巻、八―十六ページ（二〇〇〇）
- Lazarus RS（林峻一郎編・訳『ストレスとコーピング』星和書店、東京〈一九九〇〉）
- 中井久夫『１９９５年1月17日、神戸』みすず書房、東京（一九九六）
- Selye H（杉靖三郎、多井吉之助、藤井尚治、竹宮　隆訳『現代社会とストレス』法政大学出版局、東京〈一九八八〉）
- 臺　弘『分裂病の治療覚書』創造出版、東京（一九九一）
- World Health Organization: The ICD-10 Classification of mental and behavioural disorders: Clinical descriptions and diagnostic guidelineees. WHO, Geneva（1992）／融　道男ほか監訳『ＩＣＤ-10 精神および行動の障害―臨床記述と診断ガイドライン―』新訂版、医学書院、東京（二〇〇五）
- Zubin J, Spring B: Vulnerability: A new view of schizophrenia. J Abnorm Psychol 86: 103-126（1977）

第四章　新しい記憶理論と記憶障害の臨床

序節　生体の記憶

一　生物における記憶現象

ふつう記憶といえば「私はあのことを憶えている」という場合のように、過去の回想に関わる脳の意識活動のことである。しかし記憶という言葉をより広く解釈して、生体が過去の経験を体のなかに刻み込み、後になってその刻印を活動させるということまで含ませれば、遺伝も免疫現象も生体の記憶である。しかしそれは意識活動とは無縁であり、脳の装置ではない。

また下等動物にもみられ、本能や条件反応によって形成される無意識的な合目的的行動も、確かに記憶機能といってよいだろう。鮭が大洋を回遊した後、生まれ故郷の河川に戻ってくる能力も記憶というにふさわしい。条件反射も一種の記憶である。私たちが梅干を見て唾が出るのも、無意識下の脳の記憶といえる。

しかし本章でとりあげる記憶は、最初に書いたような人間の意識活動と密接に結び付いている神経科学的機能についてである。

二　記憶と知能および学習

記憶力の良い人をよく「あの人は頭がいい」というが、記憶力と知能とは同じではない。知能とは、理解力、思考力、判断力、推理力、創造力、問題解決能力など総合的な知的機能の総体である。記憶力が特段に優れているのに、知的機能は弱い場合がある。「賢いバカ idiot savant」とは特殊のこと（たとえば記憶、ゲーム、器械いじりなど）が人の何倍も良くできる精神薄弱のことをいう。そうはいっても、記憶が知能を支える重要な一機能であることはいうまでもない。記憶機能が衰えれば知的機能も損なわれる。

また、記憶は学習にとっても基礎的に大切な能力である。人間は生後学習によって知的機能を高め、行動の質を上げる。学習には記憶力が不可欠の役を担う。

さらに極端にこう言うことができる。「人間の意識現象はすべて記憶に支えられている」と。すべてかどうか問題があろうが、記憶が全くなかったら、私たちの意識活動はその瞬時瞬時の感覚刺激を知覚すること以上には何もできず、時間経過のなかで、連なる意識活動はおこなえないに違いない。記憶は重要な人間の脳の機能であり、人間の精神活動の土台であると言えよう。

第一節　伝統的な記憶学説

一　記銘、保持、再生とその障害

記憶は記銘、記憶財の保持および再生の三つの段階に分けて理解されてきた。一九世紀後半近代的実験心理学の勃興のなかで、確固とした考え方として広く受け入れられた。伝統的で古典的学説ではあるが、今日でも記憶の理解にとって基本的なものである。その分け方が揺るぎなく受け継がれているのは、三段階それぞれの障害が臨床的に別々に観察されるからである。ICD-10（国際疾病分類第一〇版）でも、記憶障害は「新しい情報の記銘、保持および追想の障害」と定義、説明されている。

(一)　記銘と記銘力障害

記銘 registration, encoding とは新しいことを頭のなかに取込み刻印することである。その機能が障害される（記銘力低下）と、新しいことが憶えられなくなる。年老いると多くの人で記銘力が落ちる。昔のことはよく記憶しているが、最近のことがなかなか憶えられない。

(二)　保持とその障害

保持 retention, storage, store とは一旦しっかり記銘されたものを、その後長年月脳のなかに保つことである。記憶保持の障害はすなわち記憶財の消失である。たとえば若い頃に記憶してその後長い間憶えていたことが、完全に忘れられてしまう。しかし記憶財の消失を云々するのは慎重でなくてはならない。想起できないだけなのかもしれない。記憶財が消失していると、消失した内容をこちらが示しても、かつてそんな記憶をもっていたかどうかさえわからない。認知症では記憶財が次第に消滅する。

㈢ 再生とその障害

再生、追想、想起 recall, retrieve は記憶財を意識の上に呼び戻すことである。脳のなかにある記憶財の抽き出しから、必要な記憶を取出す作業に例えられる。ふつうでも記憶の再生がうまくいかないことは時々ある。しかし生活に差し支えるほどにはならない。いわゆる「度忘れ」は誰でもが経験する。

再生障害では一般に再認（答えをこちらが示せば、「ああ、それそれ」と明瞭に同定できる）は良い。高齢者が「この頃記憶が悪くなった、憶い出せない」と訴える時、記銘力低下かこの再生障害のことが多い。

二　健忘および健忘症候群について

健忘 amnesia という用語は今日曖昧に用いられている。忘れやすいことや記憶力に障害がある状態を、総じてただ漠然と「健忘的だ」と言う。

amnesia はギリシア神話の記憶を司る（太古から文化を伝えてきた）女神ムネモシーネ mnemosyne に由来する。a- はその否定詞。健忘なる漢語は中国でもそしてわが国では江戸時代にすでに医書で用いられた。善忘とも言った。どちらも強く忘れるという意味である。

㈠ 健忘

現代精神医学では正確にいえば、健忘とは過去のある一定期間の記憶喪失を指す。たとえば、せん妄を経過して回復した後、（せん妄の最中では、周囲への反応その他不完全にしても意識活動はあったにもかかわらず）その期間の記憶が全くない場合、その現象を健忘という。

またたとえば、交通事故で頭部を強打して意識を失い、二、三日の後次第に回復し、さらに二、三週間後にすっかり正常意識に戻った人が（意識消失間の記憶がないのは当然だが）意識回復途上の二、三週間のことを全く憶えていない、ということがある。これはせん妄期間中の健忘であり、上に述べた場合と同じだが、奇妙なことに事故前の（その時期では記憶機能は全く正常に働いていた）十数時間の記憶が完全に失われていた。これを逆向（逆行）性健忘という。

㈡ 健忘症候群 amnestic syndrome

臨床的にしばしばみられる記憶障害中心の症候群である。認知症でとくに問題となる。健忘と健忘症候群とを区別しないで使用する人もいるが正しくない。健忘症候群は次の四徴候から成る。

①記銘力低下

②見当識障害（失見当）
③逆向性健忘
④作話
このうち作話は必ずしもなくてよい。見当識障害とは時間や場所あるいは人に関する認知がとくに侵される症状である。意識の障害（せん妄）はないのに、病院にいて「ここは私の家だ」と言い、また自分の生活史の流れのなかに今の自分を定位できない。

アルコール精神病で問題になったコルサコフ症候群 Korsakoff syndrome と健忘症候群との症状学上の異同がかって大きな論議を呼んだが、今日ではほとんど同義に用いられている（原田憲一）。

なおこの健忘症候群は、後述する新しい記憶システム論によれば、短期記憶が強く障害され、長期記憶のなかではエピソード記憶が意味記憶に比べて格段に悪い状態とまとめることができる。叙述記憶の障害はまちまちだが、手続き記憶はほとんど無傷であるという特徴をもつ。

第二節　新しい記憶理論

二〇世紀半ばを過ぎてから、主として英米の心理学者によって記憶に関する新しい理論が続々と登場した。

一　多段階記憶理論 multiple store theory

伝統的な記銘―保持―再生の三段階過程をさらに細かく時間的に区分する仮説が一九六〇年代以後急速に展開した。それは感覚や知覚に関する神経生理学の新しい動向に支えられていた。

感覚記憶―直接記憶（即時記憶）―短期記憶―長期記憶

感覚記憶 sensory memory は刺激を受けてから一秒以内くらい脳内にその情報を留めておく機能である。次いで直接記憶 direct m.（即時記憶 immediate m.）はその後数分間程度それを保つ働きをいう。それに続いて短期記憶 short-term m. は数分から数時間ないし数週間の記憶であり、最後に長期記憶 long-term m. に移されると何年も続く記憶になる。たとえば、臨床で用いられる数字の直後順唱テストは感覚記憶ないし直接記憶を調べているし、五品目テストで数分後に確かめる記憶力は直接記憶ないし短期記憶に当たる。

これら入力以後の時間スパンによる記憶区分については多くの研究と論議があったが、その時間幅の不明確さや記憶刺激の種類（聴覚、視覚など）による違いの問題があって、今日臨床的関心は薄らいだ。そのなかで短期記憶と長期記憶が重要な論点を現在まで与え続けている。

短期記憶と長期記憶について英国ケンブリッジ大学心理学のブロードベント Broadbent DE が一九五〇～六〇年代多くの良い貢献をした。彼はこの二つは別々の記憶システムであると主張し、それぞれの特徴を次のように整理した。すなわち、短期記憶には限られた容量があり、7±

2である。リハーサルしないと短期記憶は急速に減衰し消えてしまう。それに対して長期記憶は容量は無制限である。前者では主として大脳辺縁系（第二部第一章参照）が関与しており、後者は広く大脳新皮質に担われている、とした。

短期記憶と長期記憶を明白に分けて論じる立場は（短期記憶はほぼ記銘機能と同一だが）、これまで議論の深まらなかった記憶保持の部分に新しい長期記憶論議を巻き起こす導火線になった。

二 長期記憶の複数記憶システム

一九七〇年代になって長期記憶にもいくつか複数の記憶システムの存在が議論されるようになった。長期記憶の複数システム理論 multiple system theory である。

(一) エピソード記憶と意味記憶

カナダ、トロントの心理学者タルビング Tulving E は一九七二年に長期記憶をエピソード記憶 episodic m. と意味記憶 semantic m. とに分けた。この二種類はギリシア時代から指摘されていたというが、長期記憶のなかの二システムという把握は新鮮であり、現代の脳科学の新知見と結び付いてその後大きな展開をみせた。

エピソード記憶は個人的情報であり自叙伝的なものである。「私は一昨年の秋、パリで偶然Aさんに会った」「私の母は私の子ども時代、病弱で寝ていることが多かった」など。エピソード記憶は、タルビング以前にペンフィールド Penfield W が「経験記憶」と言い、わが国の塩入円祐が「思い出」と言ったのと同じである。

エピソード記憶は辺縁脳と関係深いと考えられている。辺縁脳と感情の関連については既述したが（第二部第一章）、したがって感情とエピソード記憶との結びつきが当然注目されてよい。エピソード記憶を想起する時、その当時の自分の感情状態までが甦るという経験は誰もが知っていよう。

意味記憶は社会的記憶であり辞典的内容、世界に関する情報の記憶である。「徳川家康が江戸幕府をつくった」「円周率は3．14……である」など。ペンフィールドの「概念的記憶」、塩入の「知識」に当たる。意味記憶は情報処理の程度がエピソード記憶よりずっと深い。つまり意味的、文脈的、照合的水準で処理される。大脳新皮質に支えられていると考えられる。

臨床で実際に、エピソード記憶か意味記憶の一方が他方に比べて格段に強く障害されていることがある。認知症や頭部外傷の時、しばしばエピソード記憶のみが侵されて意味記憶はよく保たれている例があり、またその逆の例がある。このような臨床例の存在は、両者が別のシステムであり、またおそらく別の脳部位で担われているだろうことの証拠になる。

㈡　叙述的記憶と手続き記憶

カリフォルニア大学精神科のスクァイアー Squire LK（一九八〇年）は長期記憶を叙述記憶と手続き記憶に分けた。

叙述記憶 declarative m. とは言葉で言い表せるものであり、知的な内容であり、宣言的記憶ともいう。「何々であるということを知っている（knowing that……）」という形の記憶内容である。意識的に想起される。大脳新皮質が主として関与する。

それに対して、手続き記憶 procedural m. とスクァイアーがいうのは、行動に関するものであり習慣、技能とほぼ同じである。技能記憶 skill m. とも呼ばれる。「どのようにするかを知っている（knowing how……）」という形の内容といえる。自転車に乗れるようになる、巧みにピアノを弾ける、編物に習熟している、などの巧緻な行動がこれに含まれる。手続き記憶は無意識的に引き出すことができる。この記憶システムには大脳皮質も重要だが、基底核と小脳の関与が重視される。手続き記憶は叙述的記憶より一般に侵されにくい。

生活習慣や訓練による技能などを主とする手続き記憶は、ふつういわれる記憶という概念から少しはみ出ているのではないかという疑義があろう。確かに日常私たちが記憶という言葉でイメージする内容は主に叙述的記憶である。しかし一九世紀に記憶について偉大な業績を遺したフランスのリボー Ribot ThA が、着衣、摂食、手仕事などの習得的な行動を記憶概念のなかで論じ、さらに感情のパターンすら記憶問題として取扱ったことを知れば、スクァイアーの手続き記憶をとくに近年における記憶概念の拡散とする必要はないのである。哲学者ベルグソン Bergson HL もすでに純粋記憶と習慣記憶について論述している。

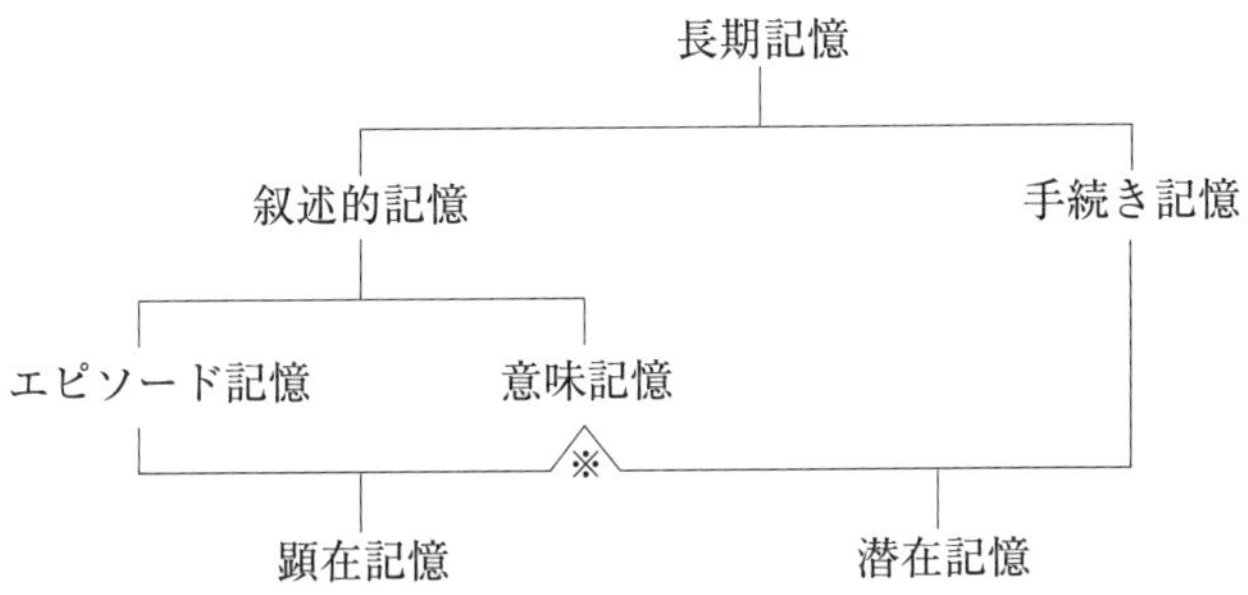

図1　長期記憶の記憶システム

㈢　顕在記憶と潜在記憶

一九八五年、ハーバード大学心理学のグラーフ Graf P とシャクター Schacter DL は長期記憶として顕在記憶 explicit m. と潜在記憶 implicit m. に分けた。前者は過去の経験を意図的、意識的に想起するという形で示される記憶であり、後者は意識せずにとり出せる記憶だという。顕在記憶はすなわち叙述的記憶であり、潜在記憶は手続き記憶と同じではないかと考える学者もいるし、また前者をエピソード記憶、後者を意味記憶と定義する人もいて、この記憶システムの性質はわかりにくい。

以上、挙げてきた長期記憶のなかのいくつかの記憶システムをわかりやすく示したのが図1である。この図で※印は、意味記憶の多くの部分は顕在記憶であろうが、潜在記憶に属する部分もあるだろうという私の考えを示している。叙述的であり、かつ学習した社会的知識である意味記憶（たとえば、昔憶えた歌曲を正しく歌えること）は、顕在記憶であるが同時に手続き記憶的であり、潜在記憶の特徴を有しているのではないか。
それはともかくとしても、長期記憶の中味が二〇世紀後葉に急速に豊かになった。

三　作動記憶

英国の神経心理学者バッドレイ Baddeley AD が一九八六年作動記憶（作業記憶）working m. を提唱した。それは短期記憶に関わる一機能であって、「同時に複数の記憶を呼び出しておく機能」である。認知活動がおこなわれる基になる記憶機構であり、「心の黒板」と称せられる。たとえば二桁の数の引算をする場合が良い例であろう。93－7の暗算をするには、3から7を引こうとするとなお4引き足りない、90から4を引くと86、と答えを出す。あるいは93から10を借りて10から7を引けば3、10を借りているから残りの83に3を足して86、と答えを出す。その他の運算の仕方もあるだろう。ともかく答えを出すまでの間、いくつかの運算途中の数を頭のなかに留めておかねばならない。これが作動記憶である。作動記憶は前頭前野の働きと想定されている。

作動記憶と呼ばれる脳の働きは記憶という観点からも照射できるが、しかし考えてみれば、照合機能、思考機能、認知機能そのものともいえる。組織的な操作機能であり、沢口俊之もいうように脳内オペレーションシステムというほうがよりふさわしいだろう。

新しい記憶理論のなかで、プライミングprimingと呼ばれる脳の働きがある。先行刺激効果といわれる。それはある情報が意識されてはいないが脳内に記憶されていて、次にくる情報の処理に影響を及ぼす現象のことである。心理学、情報科学の領域では重要な問題だが、臨床精神医学的にはなお充分に検討されていない。

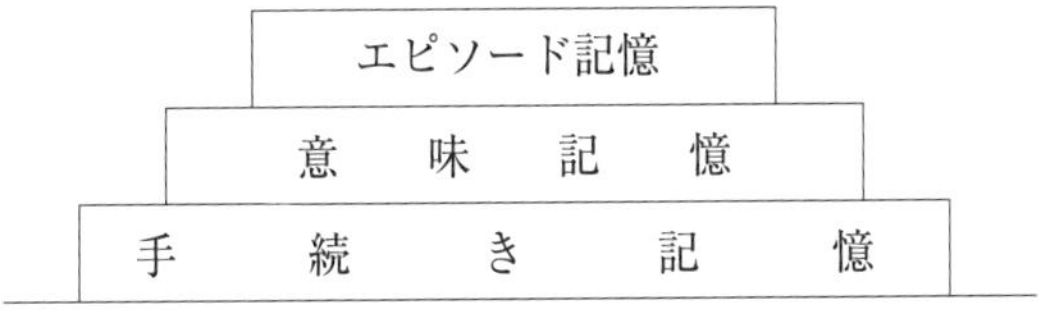

（川口潤.「意識と無意識のはざま」科学64, 1994年を参考に作成）

図2　複数長期記憶システムの発達論

第三節　複数長期記憶システムの発達論

一　記憶システムの系統発生、個体発生

複数のさまざまな記憶システムがあることは、それが個々に障害された臨床像が実際に観察されることから確かである。それらの記憶システムの発達についてタルビングが述べたことを川口潤が紹介している。その川口の解説を借りて、さらに私が長期記憶システムについて簡略化したのが図2である。

この図でわかるように、手続き記憶システムが発生的に最も古く、次いで意味記憶が出現し、そしてエピソード記憶システムが最も遅く新しく形成された。

系統発生的にみて手続き記憶システムは多くの哺乳動物に既に具わ

っている。馬や犬の行動訓練の成果をみればよくわかる。意味記憶は量的には人間において他の動物のそれを圧倒的に凌駕しているが、類人猿などではその萌芽が明らかにみられる。聴覚や視覚を介して一定の表象（観念）を脳のなかにつくりそれを保持できる。それに対して、エピソード記憶は人間において初めて発達したシステムといえる。このことは古代にアリストテレスが既に指摘したというが、人間以外の動物ではこのシステムは全くないか、あっても極めて微弱である。たとえば類人猿が自分の過去の体験を記憶していて、その思い出に耽ることがあるかどうか。一概に結論を出すべきではないが、彼らの行動を見ていてはっきり肯定することもできないだろう。

個体発生的にもこの三システムの発達の違いは明らかである。発達心理学で幼児健忘あるいは「三歳児健忘」といわれる現象がある。生後から三歳頃までの間の記憶は誰ももっていない。とくにエピソード記憶についてそれが当てはまる。一、二歳で既に人間は新しい行動を習得し始めるし、言葉も次第に使えるようになっているのだから、手続き記憶次いで意味記憶システムは三歳以前に機能を始めていることがわかる。エピソード記憶システムは三歳以後になって形成されてくるので、それ以前のエピソード記憶はないのである。三歳以前、たとえば二歳の幼児でも「昨日両親と公園に行った」と前日のエピソードを回想することはできる。しかしこれは短期記憶であって、長期記憶としてのエピソード記憶ではない。

もっとも三歳児健忘については例外もあるらしい。三島由紀夫は「自分が生まれて産湯につかった記憶がある」と書いているし、英国のノーベル賞作家サミュエル・ベケット Beckett S は自分が母の胎内にいた時の記憶があると公言したとのこと。しかしこれらの発言が特別に取沙汰されること自体、それが一般的でないことを示していよう。とくに胎児の時の記憶があるというのは神経系の発達学からみてほとんど信じられない。一、二歳時のエピソード記憶についてもむしろ異常心理学的検討の対象になることがずっと多いと私は思う。

二　エピソード記憶と人間

エピソード記憶は記憶システムのなかで最も遅れて形成されたものであり、人間だけにとくに発達してきたものである。エピソードつまり個人的な過去の思い出に耽るというのは人間らしい有り様である。

エピソード記憶は、既述したように、情報処理という観点からは水準の低い機能である。エピソード記憶はただ単にエピソードとして、美術館に保存されている絵のように、体験時の状態がそのままの形で出てくるだけである。エピソード記憶は認知活動を占有してしまい、刺激—適応行動という点からいえば役立たずのシステムである。そんな余分ともいえるシステムがどうして人間に大きく発達したのか。

エピソード記憶は自我意識の形成になくてはならぬものだったと考えられる。「私は私」という自我意識が成立するには、個人的な生活体験の記憶は不可欠だろう。エピソード記憶と自我意識とは並行して人間の脳の中で成長したに違いない。この両者の発達は表裏一体のものだと言ってもよいだろう。自我意識が生まれることによって人間が人間になった、人間関係や社会性が展開した、と考えれば、エピソード記憶システムも人間生活を人間生活たらしめた基本的機能の一つと言えよう（自我意識とその発達について 第二部第二章第一節参照）。

エピソード記憶は人間の精神生活を豊かにしてくれる。楽しい思い出や幸せな昔の回想が心を和ませる。しかし一方で、エピソード記憶は人間の悩みや不安を作る材料でもある。個人的過去が記憶になければ、もっと刹那的に生きることができるだろうに、エピソード記憶によって人は奔放になれない。過去を背負わざるをえない。エピソード記憶システムをもった人間の重荷である（フロイトの精神分析学の主要な問題はエピソード記憶に関わる、ということをここで指摘しておくことは意味があろう）。

ともあれ、情報科学的には低水準なのに人間にとってエピソード記憶が大事な機能であることを考えると、人間性と情報処理の高度化とは別のことだ、と思い知らされる。エピソード記憶システムは私たちに多くの思索の種を提供する。

第四節　記憶障害の臨床

一　高齢者の記憶障害

(一)　正常老化としての記憶力低下

個人差は非常に大きいが、六〇歳を越える頃から多くの人に記憶力の多少の低下がみられる。記銘力と再生の面でおこる。しかしほとんどの場合、日常生活に支障を来たす程度には達しない。「最近忘れっぽくなった」「物覚えが悪くなった」と訴えて高齢者が相談にみえる。その場合、しばらく話していれば、その人の精神活動が活発で、大事なことは昔のことも最近のこともよく想起できる。このような記憶障害は特に進行するわけではないし、治療の必要もない。クラールKral VA が老人の忘れっぽさの良性型 benign type と呼んだものである。

(二)　認知症、とくにその初期の記憶障害

認知症（痴呆症）の初期でなお自省力、判断力が保たれている段階で、患者自身も記憶力低下を自覚することがあるが、多くの例では本人が記憶障害を悩むより周囲の人が先に気付いて心配する。認知症初期の場合も記銘と再生にまず障害がおこる。そしてそれは数か月、数年の内に次第に悪化する。ひどくなれば記憶財の保持にも障害がおこる。クラールの悪性型 malignant type である。

なるべく早期に良性型か悪性型かを判別したいが、障害の軽い時期には非常に鑑別が難しい（第一部第九章参照）。そのような時、脳の画像検査は必要だが、常に役立つわけではない。記憶面以外で、たとえば自分の記憶障害に対する態度、すなわちそれへの自覚やそれを心配する気持の自然さなどが鑑別の参考になる。もっともこの点は認知症の種類によっても異なる。血管性認知症ではかなり認知症状や記憶障害が進んだ段階でも自分の記憶障害を自覚できることが稀でない。それに対してアルツハイマー病ではかなり軽度の記憶障害の時期でもその障害を自覚できず、自覚しても真剣な自然な心配や悩みを訴えないことがある。しかしこの基準はそれほど明確なものではなく、正常老化の範囲の記憶低下か認知症最初期の軽い記憶障害かの鑑別診断は時には不可能である。そのことをよく知って、しばらく経過を観察して判定する慎重さが必要である。

認知症とくにアルツハイマー病では短期記憶の障害とともに、次第に長期記憶も崩壊する。その場合エピソード記憶が強く侵される。すなわち健忘症候群である。一方手続き記憶は良く保たれる。アルツハイマー病の人がエピソード記憶を強く失い、さらに意味記憶にも障害が及んで昔憶えたいろいろな知識も乏しくなっているのに、若い時から続けている複雑な編物を正確に仕上げたり、かつて憶えた歌を上手に歌って私たちを驚かせることがある。認知症で健忘症候群を主症状とする例は多いが、逆に意味記憶の方が強く失われているのに、自分の過去の体験はかなり細かく憶えていて思い出せることもある。血管性認知症の人にみられる。

記憶障害の強い認知症者と一言でいっても、その記憶障害のタイプは複数記憶システムの侵され具合によってさまざまである。その人その人の記憶障害の詳細をしっかりと把握することは、その人に合ったケアやリハビリテーション活動にとって大事なことである。

二　統合失調症と記憶機能

統合失調症には一次的な記憶障害はない、というのが通説であった。もしあれば、それは統合失調症による関心や学習意欲の低下、社会生活からの撤退などから結果する二次的なものだとみなされた。ところが複数記憶システムが明らかになるにつれて、統合失調症の人の記憶機能にこの病気の本態と関わる障害があるのではないか、という議論がなされるようになった（Utena H）。

その一つは統合失調症では手続き記憶に問題があるのでは、という考え。慢性統合失調症の人で不器用な動作や少し複雑な工程の作業をなかなか憶えられないことなどが指摘されているが（第二部第二章）、これらは手続き記憶システムの不全とみなせる。また統合失調症の人には社会生活上の習慣的行為の拙劣さがある。ちょっとした挨拶や会釈がスムーズにできない。統合失調症の人のそのような習慣的行動の忘却はすなわち手続き記憶の障害を思わせる。

他の一つは、作動記憶の異常を推定する。この機能がうまく働かないために、統合失調症の人の認知機能や思考が障害されるのだ、という主張である。統合失調症の人は照合や比較、組合わせ問題が不得手である。そのため幼稚な単純な判断や思考に傾き、少し複雑な思考になるとそのまとまりが悪くなる。

また、エピソード記憶の呼び出し機能が増大しているのでは、との仮説もある（Utena H）。エクムネシア ecmnesia という。エピソード記憶の過剰な再生が妄想加工や妄追想の原因になる、という。

三　向精神薬と記憶障害

抗精神病薬を服用している人が「物覚えが悪くなった」と訴えることはしばしばある。「頭がぼんやりする」「考えがまとまらない」と精神機能全体の不全感とともに記銘力低下を自覚する。抗精神病薬は神経細胞の働きを一般に抑えるから、記憶機能にもマイナスに作用すると考えられる。とくに薬の飲み始めにこの自覚症状は多い。大抵の場合しばらく飲み続けていると自覚症状は消える。慣れてしまうのであろう。記憶低下がどんどん進行することはない。安心して服用するよう指導してよい。

向精神薬で記憶障害がより問題になるのは抗不安薬、睡眠薬である。とくに高齢者でみられる。たとえばベンゾジアゼピン系薬物を服用した後、その前後のことを憶えていない、つまり健忘を残すことが時々ある。ひどい時はせん妄（意識障害）を呈した報告もある。ベンゾジアゼピン系やチエノジアゼピン系の抗不安薬、睡眠薬は記憶力に悪い影響を与えるから、とくに高齢者にはなるべく少量を服用させた方がよい。

四　心因性の記憶障害

心因性記憶障害として知られるのは解離性（ヒステリー性）のものである。解離性健忘、解離性遁走（フーグ）、多重人格障害では記憶が関与している。解離をおこした人は「あの時のことは全く憶えていません」と一定の期間の記憶が全く空白であることを自ら訴える。解離性健忘を自ら訴える人に不思議なことは、記憶が全くなかったという事態を不思議がり困惑し心配し、要するに深刻に悩む様子がないことである。記憶が欠損しているという非日常的で恐るべき病的状態を知っていながら、ほとんど驚いていないのである。この事態が自己にとって親和性のあるものなのであろう。異質な病的なものと感じられないのだろう。解離性遁走の場合も多重人格の場合も同様である。

パニックの時もしばしば記憶がないと患者は言う。「不安になって、このままどうなるのかと怖かったのまでは憶えていますけど、その後何をしたか全く記憶はありません」と言う。その間、夫にすがりつき、泣きわめき、自ら救急車の手配をしたことを憶えていないと主張する。

心因性の記憶障害は記憶システム自体の故障とは考えられない。神経科学的にはなお謎というしかない。

文献

- Baddeley AD: Working Memory. Oxford Univ. Press, Oxford（1986）
- Broadbent DE: Perception and Communication. Pergamon, New York（1958）
- Graf P, Schacter DL: Implicit and explicit memory for new associations to normal and amnestic subjects. J experiment Psychol 11: 501-518（1985）
- 原田憲一「記憶障害の臨床」老年精神医学、第一巻、六〇四—六一四ページ（一九八四）
- 川口　潤「意識と無意識のはざま—適応システムとしての無意識的過程と意識の機能—」科学、第六四巻、二三七—二四五ページ（一九九四）
- Kral VA: Clinical contribution towards an understanding of memory function. Diseases of Neurol Syst 31: 23-29（1990）
- Ribot ThA（渡邉俊三ほか抄訳「記憶の疾患」精神医学、第二五巻、七七三—七八三ページ〈一九八三〉）
- 沢口俊之「心の解明—認知脳科学の現状と未来—」学士会報、第八三七巻、一九一—一九七ページ（二〇〇二）
- Squire LR（河内十郎訳『記憶と脳—心理学と神経科学の統合—』医学書院、東京〈一九八九〉）
- Tulving E（太田信夫訳『タルヴィングの記憶理論—エピソード記憶の要素—』教育出版、東京〈一九八五〉）
- Utena H: Clinical aspect of memory disrturbances in schizohrenic disorders. In: Toru M. Neurotransmitters in Neuronal Plasticity and Psychiatric Disorders. International series 1061, 81-86, Excerpta Medica, Amsterdam（1993）

第五章　面接における会話
──とくに質問の形をめぐって

序節　ラターたちの論文

英国モーズレイ病院の著名な児童精神科医ラター Rutter M が一九八〇年代に面接技法に関する研究結果を一連の論文にして発表した。それは児童精神科の外来部門に子どものことで相談に訪れた親と、対応した面接者（精神科のトレーニングを経た医師）の面接場面を映像と音声で記録し、その記録をさまざまな視点から調べた研究である。数人の医師による計三六回の面接を解析した。すなわち親との面接のなかで、面接者と被面接者（親）がそれぞれ喋った時間の長さ、面接者が会話を積極的に指示、限定する程度、使用した質問や発言のタイプ（後に詳述する）、相手の感情を引き出すような介入、および面接者の非言語的な行動が調べられた。そして親の側の反応（面接への満足度）と、得られた情報の質と量が評価された。ラターたちの研究は、これらの調査結果から面接技法と面接スタイルを論じ、次のような結論をまとめている（本節で以下述べることは、ラターたちの論文に記されていることを私なりに翻訳し、かつ適宜まとめたものである。直訳そのままの語句が含まれており、それをとくに明記していないことをご了承いただきたい)。

(1) 面接者の「お喋り度 talkativeness」の多寡は、得た情報の範囲の広さとは関係しない。面接者の持出すトピックスの数が多いからといって、病的症状の発見は多くならない。つまり、引出した病的症状の数は面接者が非指示的であった場合と同じ程度であった。

(2) 得られる情報の質の良さも、面接者のお喋り度と関係しなかった。一トピックスあたり追加の質問を多く用いる面接は、そのトピックスに関してはより詳しい情報を手にする傾向があった。

(3) より指示的、介入的な面接スタイルは、親の自発的な発言を抑える。

(4) より多く喋る親は、より多く感情を表出した。感情を表出させ易い面接は、感情についての直接の質問、解釈、共感的な話しかけ、「開いた質問」(後述)の四つであった。

これらの結果を踏まえて、ラターたちは面接技法の特徴として次の二つをとりあげる。一つは、事実情報を取出すのに役立つテクニック active fact-oriented technique であり、他の一つは感情を引き出すのに有効なテクニック active feeling-oriented technique である。前者は面接者のとりあげるトピックスの数の多いこと、一トピックスあたりの追問が多いこと、広範囲の情報を得るために質問が向かう領域が広いこと、という特徴をもつ。そして後者は「開いた質問」の高い使用、解釈や共感の表現および感情への直接の質問が多いこと、感情的サインを素早くとりあげ

表1　ラターたちによる四つの面接スタイル

		事実指向性テクニックの使用	
		少ない	多い
感情指向性テクニックの使用	少ない	A	C
	多い	B	D

ること、などで特徴付けられる。

この両者の技術の使用の多少によって表1のように四つの面接スタイルが区別できる。

A　反響版スタイル sounding board style

これは面接者側が積極性を最小限に控える面接であり、親に多くを語らせる面接である。頷いたり肯定したりして相手が喋ることを促す。時に柔らかい指示、たとえば「その先をもう少し話してください」などはおこなう。大事なことについて指示的質問をすることはあるが、あまり追問はしない。

B　積極的精神療法スタイル active psychotherapy style

追問や細かいところへの探りをせず、親に話をさせるという点ではAと共通するが、しかし感情を引き出すことには積極的であることが異なる。感情への質問や感情的な解釈をたくさん用いる。

C　構造化的スタイル structured stlyle

A、Bとは対照的に、トピックスの転換が積極的になされる。質問はあらかじめ定められた全領域をカバーするようにおこなわれる。追問によって不足の部分を埋める。多くの「閉じた質問」（後述）を用いる。感情を引き出すテクニックはあまり用いない。

D　系統調査的スタイル systematic exploratory style

親が自分の言葉で問題を語るように促す。面接者は初めから、感情も事実も引出すようなテクニックをたくさん使う。

ラターたちの研究ではこれら四種の面接スタイル間で、結局、得られた事実情報の量と質についても また親の感情表出の程度についても、有意の差はなかったと結論している。四つの面接スタイルが、抽出されたモデルであって実際の面接場面で面接者のとる態度、技法は、決して四スタイルのどれかに限定できるものではなかったことを示しているのだろう。

親の側の面接への感想にも、面接技法や面接スタイルについての差はなかったという。

面接者の技法や面接スタイルの差違にかかわらず、得られた面接結果にも、また被面接者の満足度にも違いがなかったという事実は、注目に値する。面接技法や面接スタイルの差違を超えて、この調査に参加した面接者に共通する何かがあったのである。それは個々の技法の良し悪し、長所短所を包み込んでいるもの（たとえば面接者の真摯さや人間的包容力など）が実際には力を発揮したにちがいない。そのものとは、村瀬嘉代子が繰り返して説く統合的心理療法の本体とも通底したものだろう。

第一節　面接者の態度、動作

一　話し方

面接は面接者と被面接者（来談者、クライアント）との共同作業である。ふつうの面接では言葉によるコミュニケーション、つまり会話が主体である。話し方も面接時の態度、動作のなかの大きな要素を占める。

話し方にはその人らしい癖がある。早口の人とゆっくり話す人、能弁の人と訥弁の人、声の大きな人と小さい人、口数の多い人と少ない人、など多種多様である。自分のことばかり話す人もいるし、他の人のことを話題にする人もいる。自分ばかり喋る傾向の強い人もいるし、相手に多く喋らせる人もいる。これらの話し方の特徴は、その人の生まれつき（素質）もあるし育った環境や人間関係にも大きく影響されている。子どもが親そっくりの喋り方をするのに驚かされることがある。これは声の質など遺伝的、生物学的に規定されている部分もあろうし、生後、心理発達の間に親への同一化、理想化などの心理機序によって形作られた部分もあろう。

話し方のどれが良い悪いということはない。相手との関係によって、同じ話し方が適切だったりそうでなかったりする。ただ自分の話し方の特徴を知っておくことは大切である。

なお追加しよう。言葉づかいも軽視できない。会話において、相手によって言葉づかいを変えることはあってよいが、一般的に言ってこれまで面接者の言葉づかい、話し振りは日本では権威的になりがちだった。最近は随分と改善された。なお残存している言葉づかいで問題になるのは、弱い立場の人（高齢者や障害をもつ人など）に子どもに対するような話し方をすることである。弱い人に親しみを込めて善意からそうするのだが、その一方的で押し付け的な考えは反省しないといけない。相手の退行や依存を強めてしまうかもしれないし、何よりも相手の尊厳を傷つけることが多い。

二　面接者の態度、動作

面接者の態度、動作は、言語的コミュニケーションと並ぶ非言語的コミュニケーションを構成する。面接者の姿勢、表情、体の動きすべてが、被面接者に影響する。会話している間の面接者の頷き、微笑、耳を傾ける様子などが、コミュニケーションを深める上で軽視できない。面接していて被面接者が話している間、面接者が「それで？」「それからどうしたの？」というさらなる自発的発言を促す言葉を挿しはさむことは、被面接者を勇気づける。逆に相手が話している最中あるいは相手が何か話し始めようとした時に、面接者がそれを遮って質問するのはよくない。相手が真に話したいと思っていることを圧さえつけ、その思考の流れを変えてしまう。極力避けなくてはいけない。

最近になって臨床の現場で電子カルテの導入が進み、それによって面接場面の様相が強く影響を受けている。もちろん筆記カルテの時代でもいわれていた問題で、面接中は面接者は筆を持たず会話に集中し面接終了後にカルテを作るべきだ、というのが模範とされてきた。精神療法などではそれが鉄則であろう。しかし一般の、とくに初回面接などでは現実にそれを実行しにくく、会話の途中でメモ的にでも筆記しておくということが多かったであろう。

電子カルテになってから問題は一層深刻になった。面接中の記録はともかくとしても、これまでの経過や処方した薬を知るのに（昔は紙カルテをパラパラめくって相手との対面姿勢をほとんど崩さずに行えたのに）、パソコン画面のほうに顔を向けてその作業をおこなわざるをえない。その間面接者は相手に対して横向き（努力しても斜め向き）となり、眼は完全に何秒間か何十秒間は画面に釘づけとなる。被面接者が感じる違和感が非常に大きいことは、自分がその側で経験すると痛いほどわかる。これは面接場面の新しい状況であり、今後の議論が必要である。

第二節　面接における質問

一　質問の諸型

面接では面接者が被面接者に質問する場面が少なからずある。言葉少なく自らあまり語ろうとしない被面接者には無論のこと、そうでない被面接者に対しても専門的立場から質問を発する必要がある。私たちは何気なく相手に問いを発するが、その問いの形について案外無頓着である。少なくとも私自身かつてはそうだった。反省をこめて、ここに論じる。とりあげる質問の諸型は、ラターたちが前述の研究のなかで議論したものである。

(1) 開いた質問 open question, open-ended question：「どんなことが辛いのですか?」「昨日一日何をして過ごしたか話してくれますか?」などのように、説明的な答を求める質問型。

(2) 閉じた質問 closed question, closed-ended question：「はい」あるいは「いいえ」、あるいは極く短い答で完結した答になるような質問の型をいう。「昨夜は眠れましたか?」「不安はなお続いていますか?」など。

(3) 二重質問 double question：一つの質問のなかに、本来別の二つの問いが曖昧に含まれているもの。「あなたは音楽やスポーツが好きか?」という質問は、「あなたは音楽が好きか?」という問いと「スポーツが好きか?」という別の問いが一つにまとめられてしまっている。「君はお父さんやお母さんが好き?」という質問も同じである。父は好きだが母は好きではない場合、その反対の場合、父も母も嫌いな場合など、厳密には答えようがない。この例は次の多選択肢質問にも当たろう。

(4) 多選択肢質問 multiple choice question：その質問のなかに、答えが可能なすべての場合を含んでいない質問型である。多選択肢質問が用意すべき複数の答のなかの一つだけあるいは一部のみが取出されて問われている。「君の好きな科目は算数ですか?」という問は、算数も国語も好きな場合や、算数も国語も嫌いで体育が好きな場合には答えようがない。「出社したくない気分の朝は、平均して一週間に一、二回ありますか?」。これも一週間に三、四回の人、五、六回の人は正確には答えようがない。

(5) 誘導的質問 leading question：言葉通り一定の答を誘い出すような質問であり尋問的質問である。「空耳みたいなものが聞こえる?」「気分が落ち込むのは何か厭なことがあった時でしょう?」など。

質問型の分類は専門家によっていろいろにされているし、似た用語が違った意味で用いられたりもする。一例を挙げよう。ボーグ Bourg W らは、「開かれた質問」とは漠然とした、間口の広い、会話への誘いのような問いであるとする。たとえば「どうしたのですか?」「暇な時は何をしていますか?」など。それに対して「閉じた質問」はテーマを特定した質問、指示的(はい―いいえ)質問、誘導的質問などをいう。「あなたは彼氏がイライラしている時どうするの?」も特定したテーマへの問だから閉じた質問に属させる。ボーグの分類とラターの分類とは重なるところもあるし、ずれているところもある。私が本節で述べている質問の形はラターに拠っている。

二　各質問型の特質

(一) 開いた質問と閉じた質問

開いた質問は説明的な答を求めているのだから、相手を多く語らせるのは当然である。相手の自発的な発言が多くなる。その答の内容は自発的に説明されるのだから、信頼性が高い。感情の表出も多い。それに対して閉じた質問は相手の発言量を減らす。感情もあまり引き出さない。一般には開いた質問のほうが閉じた質問より精神医学的、臨床心理学的場面では広く用いられてしかるべきである。

しかし、開いた質問にも難点はある。言葉少ない人、自発性の乏しい人、抑うつ状態の人、面接者との信頼関係がなお充分でない場合などでは、開いた質問にはなかなか答えてくれない。閉じた質問のほうが答え易い。「体の具合はどうですか?」という質問には黙っている人に「頭が痛い?」「気分が落ち込む?」と閉じた質問で問うと、ほっとしたように応答することがある。そして初めは「はい—いいえ」の形でのみ答えていた人が、次第に説明的、叙述的に答えてくれるようになる。つまり閉じた質問はその人にやさしい、親切な問い方である。閉じた質問の答え易さを意識して用いるのがよい。子どもに対してはとくに留意してよいことだろう。

開いた質問は返答する側の否認を誘い易い、という性質をもつ。一九九二年アメリカ産婦人科学会において、当時の会長ジョーンズ Jones III RF は、家庭内暴力が新しい一つの病気であると述べ、その発見、診断の仕方について、次のような注意を会員に与えた。婦人科を訪れる外来患者にあざや外傷を認めた時、「この傷はどうしたのですか?」と開いた質問で尋ねてもなかなか正直な答が得られない。「階段で転んだのです」とか「犬に噛まれて」などと答え、人に知られたくないこと、恥ずかしいこと(たとえば夫からの暴力)が隠されてしまう。そのような時、「この傷は誰かに殴られた傷ですね?」という閉じた質問(これは誘導的質問でもある)をしたほうが、真実が明らかになる率が大幅に高かった、と。面接者の鋭敏な臨床的感覚に基づく閉じた質問（や誘導的質問）は、時にこのような正しい情報に結びつく。

㈡　二重質問および多選択肢質問

この両者は厳密にいえば正答のない質問であるし、質問自体が曖昧なのだから、用いるべきではない。相手を混乱させるだけである。相手が答えてくれたとしても、その情報としての質は高いはずがない。お喋り度の高い面接者、すなわち積極的に話し、多くの質問をする面接者ほど、この二重質問や多選択肢質問を多用しがちである。振り返ってみると、私たちは日常会話のなかで、このような形の質問をかなりしばしば使っている。自分の発した質問を直後に自省していると、「あ！　今の質問は二重質問だった。多選択肢質問だった」と気付くことが稀ではない。とくに緊張のない間柄の人との日常会話や、あるいは話し急いでいるような時、この形の質問を使っている。心すべきことである。

もっとも、明らかな二重質問、多選択肢質問でも相手が適切に答えてくれることは結構多い。これは答える側の理解、思考の柔軟性のお蔭である。「あなたは音楽やスポーツが好きですか？」という二重質問に対して、相手は「はい、音楽を聴くのは大好きです」とか、「いいえ、音楽もスポーツも苦手です」などと、こちらの質問の欠陥を上手に繕って正しい答を出してくれる。人と人との言葉のやりとりは、このように足りないところ、非論理的なところを、相互に補い合い繕い合って進められていくところがある。とはいっても、心理的に苦しみを抱いている人を相手とする面接者としては、このような不正な質問型の使用を極力避けなくてはいけない。

㈢　誘導的質問

一般的には誘導的質問はよくない。被面接者の自発的な発言がより望ましい。誘導的質問は、開いた質問の項で述べたように、否認を誘い易い。「家族関係に特別問題はないですね?」「空耳みたいなものが聞こえることはないですね?」という、とくに否定形で問う誘導的質問は容易に「ないです」と答えられてしまう。真の答が隠れてしまう。

一方で誘導的質問が有用なこともある。それは前述したように、人に話したくないこと、そっと隠しておきたいこと、あるいはうまく言葉に表現できなくて自分でも困っているような時、などである。適切な誘導的質問によって、被面接者は面接者の探りの手を待っていたように正しい答をすることがある。何か緊張して不安そうにしている人に、「どうしたの?」「何が苦しいの?」と尋ねても答えてくれない。そのような時、「誰もいないのに声みたいなものが聞こえることがある?」「死にたいと思うことがあるのね?」と誘導的質問（閉じた質問でもある）をすると、すっと肯定の返事が返ってくることがある。

注意しなくてはならないのは、このような誘導的な閉じた質問によって得られた答の評価である。そのまま正しい答と決めてしまうには慎重でなくてはならない。質問が誘導的であったことの自覚がまず必要である。その誘導性の影響を調べるために、すぐ続けて「その声みたいなものはどんなことを言ってくるの?」とか「それは何時頃からですか?」など開いた質問をする。それに対して「言ってくる内容ははっきりしないんですけど……」とか「一か月くらい前から時々死にたい気持に襲われます」などという答が返ってくれば、初めの質問の誘導性は安心して否定できることになる。

終節　いくつかの付言

最後にいくつかのことを指摘したい。

(1) 本章は、面接技法についてラターたちの業績を梃子にして述べてきた。しかし強調しておきたいのは、技法化してはいけない、技法化する必要はない、ということである。必要なのはこれらの知識に照らして自分の面接のあり方を自覚することである。自分の喋り方の特徴、相手に発する質問の形、相手に対する態度などを常に振り返ること、それが肝要である。技法にこだわってぎこちなく振舞うことは害あって利はない。基本的には自分のありのままを自然に出せばよい。ただ、自分の特徴を自覚する努力をしていれば、技法的な改変はひとりでに後についてくるはずである。

(2) 「聴く」ことが大事なことはいうまでもない。よく聴くためには相手が語ってくれなくては困る。相手が発言し易いように、面接者が態度や質問に自ら注意を払うべきである。傾聴の達人、神田橋條治も「問診において、まず大切なのは聴くことであり、問うことは後である。とはいえ（中略）ひたすら工夫をこらしてきたのは、問うことであった」と言う。神田橋の本には、問うこと以外の面接におけるたくさんの繊細な指摘も書かれている。

もちろん、話すことが身体的、神経学的障害のために困難な人に対しては、少し別の視点からの接近が求められるのはいうまでもない。

(3) 精神的な苦しみや困難を抱いている人との面接で、相手の不安を強めるようなことをしないことが要諦である。不安が生じたらすぐそれを和らげるような対応を考えねばならない。そのためには、不安を高めたこちらの言動を直ちに厳しく見直すことが大切である。

文献

- Bourg W, Broderick R, Flagor R, Kelly DM, Ervin DL, Butler J（藤川洋子、小沢真嗣監訳『子どもの面接ガイドブック―虐待を聞く技術―』日本評論社、東京〈二〇〇三〉)
- Jones III RF: In: ACOG renews domestic violence campaign, calls for changes in medical school curricula.（by Randall T）JAMA 267（23）: 3131（1992）
- 神田橋條治『精神科診断面接のコツ（追補）』岩崎学術出版、東京（一九九四）
- 村瀬嘉代子『統合的心理療法の考え方―心理療法の基礎となるもの―』金剛出版、東京（二〇〇三）
- Rutter M, Cox A: Psychiatric interviewing techniques. I Methods and mesureses. Brit J Psychiat 138: 273-282（1981） 以後Rutterのグループによる同一研究の続報が、Brit J Psychiat vol.138, pp283-291, pp406-415, pp456-465、およびvol.139, pp29-37, pp144-152（ともに一九八一年）にある。

人名索引／和文

あ行

か行

さ行

た行

な行

は行

ま行

や行

人名索引／欧文

B

C

E

事項索引／欧文

A

C

D

E

F

G

H

I

や行

ら行

さ行

索引

太字のページは詳述箇所を示す

事項索引／和文

あ行

か行

原田憲一（はらだ けんいち）

1929（昭和 4）年　群馬県前橋市で生まれる
1954（昭和29）年　東京大学医学部卒業
1955（昭和30）年　東京大学医学部精神医学教室入局
1963（昭和38）年　西ドイツMax-Planck脳研究所（フンボルト給費生）
1968（昭和43）年　国立武蔵療養所医長
1972（昭和47）年　信州大学医学部精神科教授
1984（昭和59）年　東京大学医学部精神科教授
1990（平成 2）年　神奈川県立精神医療センター所長
1997（平成 9）年　東邦大学医学部客員教授（1999年まで）

［主著］
『器質性精神病』医学図書出版、1976年
『症状精神病』（共著）、国際医書出版、1978年
『意識障害を診わける』診療新社、1980年（改訂版、1997年）
『医心理学―現代医療における人間心理―』（共著）、朝倉書店、1986年

中山書店の出版物に関する情報は，小社サポートページをご覧ください．
https://www.nakayamashoten.jp/support.html

精神医学《せいしんいがく》の知《ち》と技《わざ》
精神症状《せいしんしょうじょう》の把握《はあく》と理解《りかい》

2008年12月25日　初版第1刷発行
2009年6月1日　第2刷発行
2009年7月15日　第3刷発行
2014年8月25日　第4刷発行
2018年7月31日　第5刷発行
2023年9月30日　第6刷発行
［検印省略］

著者…………原田《はらだ》　憲一《けんいち》
発行者………平田　直
発行所………株式会社 中山書店
〒112-0006 東京都文京区小日向4-2-6
TEL 03-3813-1100（代表）
振替 00130-5-196565
https://www.nakayamashoten.jp/
装丁…………花本浩一（麒麟三隻館）
印刷・製本…図書印刷株式会社

Published by Nakayama Shoten Co.,Ltd.
ISBN 978-4-521-73076-9
Printed in Japan
落丁・乱丁の場合はお取り替え致します